焦氏头针

从内经中探寻针刺治病的奥义

编著　焦顺发

整理　侯晓敏　郝胜利

中国科学技术出版社

·北京·

图书在版编目（CIP）数据

焦氏头针：从内经中探寻针刺治病的奥义 / 焦顺发编著；侯晓敏，郝胜利整理 . — 北京：中国科学技术出版社，2023.8

ISBN 978-7-5236-0007-8

Ⅰ . ①焦… Ⅱ . ①焦… ②侯… ③郝… Ⅲ . ①针灸疗法 Ⅳ . ① R245

中国国家版本馆 CIP 数据核字 (2023) 第 035997 号

策划编辑	黄 巍 韩 翔
责任编辑	于 雷
文字编辑	靳 羽
装帧设计	佳木水轩
责任印制	徐 飞

出　　版	中国科学技术出版社
发　　行	中国科学技术出版社有限公司发行部
地　　址	北京市海淀区中关村南大街 16 号
邮　　编	100081
发行电话	010-62173865
传　　真	010-62179148
网　　址	http://www.cspbooks.com.cn

开　　本	710mm×1000mm　1/16
字　　数	130 千字
印　　张	10.5
版　　次	2023 年 8 月第 1 版
印　　次	2023 年 8 月第 1 次印刷
印　　刷	北京长宁印刷有限公司
书　　号	ISBN 978-7-5236-0007-8/R·2994
定　　价	68.00 元

内容提要

　　本书依据焦顺发手稿整理而成，主要讲述了焦老近50年在头针发明、研究、运用中对《素问》《灵枢》《针灸甲乙经》等古典医籍的理解与分析。全书共五部分，先从中医的脑、中医的神、筋络针、破千古针局等维度进行了透彻阐释，然后列举了焦氏头针经典医案，其中既有国内医案又有国外医案。本书视角独特、推陈出新，论述通俗严谨、幽默风趣，给人以启发和点拨，适合中医学、针灸推拿学、头针等专业的教师、医师、医学生参考研习，亦可供中医药爱好者翻阅赏析。

编者的话

本书原稿除医案部分，均为焦顺发亲笔手书，经多番整理后汇编成书。

焦老以《素问》《灵枢》《针灸甲乙经》中的经典条文为论点论据，对古典医籍记载的针刺治病、中医的脑、中医的神、筋络针、千古针局等相关内容进行了详细解析，分析透彻、见解独到，旨在正本清源、返璞归真。

此外，焦老将针灸、书法、国学、中西医学融为一体，针笔合一，形成了独具特色、颇有内涵和雅韵的"焦氏书法"，其代表性书法作品在书中亦有展示，以期雅俗共赏。

焦氏头针五十载，顺承中西融古今。

发扬国粹传海外，头顶飞针定乾坤。

针入头皮经气至，五脏气血皆畅行。

十数光阴铸针道，年高德勋医者魂。

本书配有视频，已更新至网络，读者可通过扫描右侧二维码，关注出版社中医官方微信"医林求效"，后台回复"焦氏头针"，即可获得视频下载观看。

目　录

中医的脑

中医的神

筋络针

破千古针局

焦氏头针经典医案

中医的脑

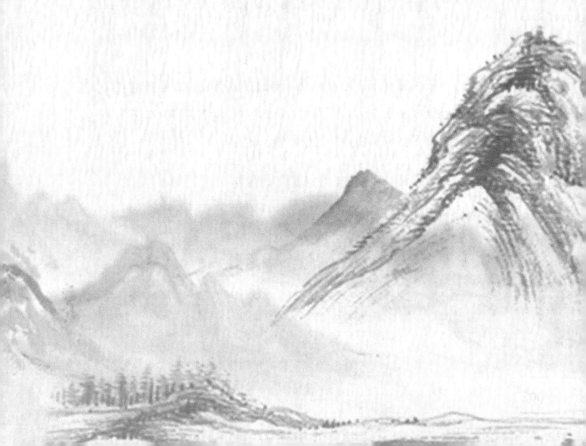

中医学的"脑"是神奇的，其不仅生成了人，而且使人变成了"神"。

因脑连髓，又合神，针刺调平衡、治百病已成现实。

"人始生，先成精，精成而脑髓生，骨为干，脉为营，筋为刚，肉为墙，皮肤坚而毛发长……"

"脑为髓之海。"

"诸髓者，皆属于脑，诸筋者，皆属于节。"

……

皆是精彩绝伦，出神入化。经过深入研究，结合针刺实践，逐渐发现了"十二经""十二经脉""十二经络""十二筋"，这类物质虽然各有特点，但皆归髓、属脑。

以上简述，即是中医学"脑"的传奇。

特成"中医的脑"，以传承、弘扬。

敬请高人指点，以及同仁应用体验。

中医认知人脑之源

中医学对于人脑的认知，源于国人的认知和信仰。

中国古代高人通过看就能知道一个人的"脑子"好不好使。小时候我常听人说：某某的脑子灵活，脑子转得快，有脑子，脑子好使，有点子，或者某某脑子笨，脑子有病等。

还常说：某某是能干人，有本事，能成大事，或者某某一事无成……

这些说法，皆指人脑的好坏。如人脑特别好，可称"神人"，儿童脑子好称"神童"。

人脑超常，并能为民众或国家办大事，人们不仅称其为"神"，有甚者还会给修庙供奉。

这些皆是中国人对"人脑"的认知、信仰和智慧，并融于骨血之中，形成文化世代流传。

中医学是中国人镌刻在脑海中的记忆和信念，定会被传承和弘扬。

"天人合一"理念对后世的影响也比较大，懂得天时、地利、人和，有利于生存和繁衍，而且人在天地之间也有特殊定位，人所在空间上下可无限变换和延伸，神鬼仅是"一瞬"的变迁。

做人是件难事，当人们评价一个人说"他是条汉子！"已经太不容易了。

人们称智慧比大众高的人为"高人"，比"高人"还高的，称为"神人"，最高的人，人们称为"神仙"。此时，不仅要修庙供奉，而且认为其已飞上了天，也称"神在天上"。

人们将只为自己，不顾别人的人，称为"小人"；常天不做事的人，称为"鬼"，懒鬼！穷鬼！醉鬼！地狱之鬼！

这些就是中国人、中医人认知天地间，人与神、鬼之变的奥妙之处，更是脑和神特殊转变的"天机"，皆需中医人来传承和弘扬。

高人刺"神"治病

大约在五千年前，中医的高人就能通过在躯体特定部位针刺"神"以治病。

《灵枢·九针十二原》曰："粗守形，上守神，神乎神，客在门。未睹其疾，恶知其原。刺之微，在速迟。"即为佐证。

"粗守形，上守神"，即是说技术较低的医生，只知道刺"形"治病，而高明的医生则会在"形"中刺"神"以治病。

"神乎神，客在门"，即是说"神"似贵客位于"形"之中，此时仅知道"神"为神秘之物。

"未睹其疾，恶知其原"，即是说不知道疾病，还能知道病因。

"刺之微，在速迟"，即是说"神"是可被针刺中的，刺中速度有快慢之别。

这段像诗一样的经文，见于《灵枢·九针十二原》，源于何书、出自何时，现无据可考，只能定位最古老的经文。

对于经典的探究和解读不仅复活了中国古代针刺"神"治病，而且露出中国针刺治病的"根"。绝！针刺"神"的绝技，更是妙不可言，出神入化。

《灵枢·九针十二原》曰："往者为逆，来者为顺，明知逆顺，正行无问。迎而夺之，恶得无虚？追而济之，恶得无实？迎之随之，以意和之，针道毕矣。"即是佐证。

其是经文，更是天书。

早在《灵枢·小针解》便有解释，后到当代白话解，因破解偏误，使其真意消亡在历史的长河中。

我认为其核心是表述，在针刺时出现的"神气"，以及通过迎随之法调节"神气"程度的绝妙针法。

"往者为逆，来者为顺"，即是说针刺时出现"神气"即为顺，反之"神气"消失者则为逆。

"明知逆顺，正行无问"，即是说知道逆、顺之理，就大胆去刺，无须多问。

"迎而夺之，恶得无虚？追而济之，恶得无实？迎之随之，以意和之，针道毕矣"，即是论述针迎随调节"神气"的程度。针往后迎（使针往后退），"神气"可减退或消失；将针往进推，或可使"神气"增加。通过针的迎随之举，可随意调"神气"的程度，即是"针刺神之道"。

有人对"神气"不理解，这有点不可思议。

我告诉大家实情，"神气"不仅存在，而且是传世佳话，曾经"神气"红得发紫，不仅中医人耳熟能详，大众也世代传颂。

我小时在老家常听人说：

你有什么神气的？

我神气！你才神气！

你怎么那么小气！

这还小气！我认为够大气了！

现代书法家常写：精神、精气神。很多人知其然，不知其所以然。

这些皆是有关"神气"的流传，然而这些仅是表面现象，其深意是探知"脑"的感知功能和生命体的惊天之举。

"神气"的出现，实为针刺时突然刺中人体的"感受物体"（最敏感之物）出现的抽动、抽麻胀痛等异常感。人只有"脑"才能感知和反应。

更可贵的是，这是约五千年前的事，那时人们对人脑和人体结构及功能还茫然无知。中医开启了对人脑探知的先河。

中医刺"神"治病，开创了探索"脑"的奇路。

针刺探索出"神经"

大约四千五百年前，中医学家们已通过针刺"神"来治疗疾病，探索出了人躯体的"神经"。

刺"神"治病，因其方法简便，疗效确信，而快速发展并演变。

生变的因素诸多，其中有一条经文值得细品。《针灸甲乙经·针道》曰："形乎形，目瞑瞑。扪其所痛，索之于经，慧然在前，按之弗得，不知其情，故曰形。"此段经文表面看是在论"形"，实为探讨"神"的特征和实质。

"形乎形，目瞑瞑"，即是说"形"从外表几乎看不出有任何特别。

"扪其所痛，索之于经，慧然在前"，即是说在"形"之处，用手指按压可出现痛感，或用手指能摸到索条状略带弹性之物，称为"经"，"神"是什么就在眼前了。

"按之弗得，不知其情，故曰形"，即是说用手指按压，什么也没有得到，不知其情，所以才称为"形"。

该段经文，对针刺"神"治疗疾病有了特别的认知。

"神"不仅用手指按可出现痛感，能摸到似索条状略带弹性之物，并称其为"经"，这样"神"即变成"神"和"经"的混合体。由此，"神"即出现了神、神经、经的名称，或者说叫法，在临床上广泛应用。

先是"神经"火了一把，也叫红得发紫。不仅中医人耳熟能详，中国的普通人也镌刻在记忆中，融于骨血之中，并世代传颂。

我老家在山西运城稷山县，系黄河中下游，小时候常听村里人说：某人神经兮兮的，某人有点神经，是神经病，或者神经错乱！

这类说法，我从小听到大。小时候听了不以为然，长大后听不知其然，自学中医针刺治病后，特别是品读了刺"神"治病，研析了"形乎形，目冥冥，扪其所痛，索之于经，慧然在前……"，我才恍然大悟。中医学早在四千五百年前就出现了针刺"神经"治疗疾病，我震惊且感慨，同时也持续研究，并应用到当下。

其表面看是发现了"神经"，针刺"神经"治病疗效确切，实为发现了"脑神经系统"。因为没有"脑髓"参与，针刺出现的抽麻胀痛感及针刺后获得的确信疗效，皆可消失，或者说只能是纸上谈兵。

由此，我才深刻认识到，中医学的"小针大智慧"。

一根细小的银针，没有药，扎在"神经"上，竟然能治百病，而且还探索发现了"脑神经系统"。这不仅是惊天大发现，还是治百病的绝妙方法。

奇变归髓属脑

在中国针刺治病史中，快速奇变的针刺之物竟然皆"归髓属脑"。虽然很多人不理解，并难以置信，但这都是真的。

"神经"变称"经"，这是首次之变，之后发现了"十二经""大经""奇经"。"奇经"就是脊骨中空里的"髓"，属脑，形成了"脑经系统"。之后出现了"经穴""经气至"，并以此为中心开始治病，但如果没有"经"归髓属脑，一切皆为空谈，根本不可能发生。

"经"再变，就成了"经脉"，随即出现了"十二经脉""督脉"。因督脉统督"经脉"，上至风府入属于脑，理应形成"脑经脉系统"。"经穴"刺"经脉"治病变成了现实。

"经脉"到"经络"，又是一大变化。"经络"特指"经"，为"网络状"，这是中医在三千年前的伟大发现。

自"经络"问世，针刺"经络"（在经穴中）治病也传遍全国，乃至世界。如今很多国家都知道中医的"经络"，但很少有人知道"经归髓属脑"。

《灵枢·海论》曰："脑为髓之海。"我从这句话得出"髓为经络之海"，这样"经络"也就"归髓属脑"了。

有人不理解，说我是无据之谈，我当然有依据。

《针灸甲乙经·奇经八脉》曰："冲脉任脉者，皆起于胞中，上循脊里，为经络之海。"即为佐证。"上循脊里，为经络之海"，就指"髓为经络之海"，而且又是脑经络系统形成的理由。

知道"经络"归髓属脑后，自然就形成了"脑经络系统"，使"经穴"针刺"经络"治病，通过调节平衡获得确信疗效，成为现实。

最后，再说"经络"变成的"筋"和"筋络"。目前大众仍然认为"筋"指肌腱、韧带，或者指肌肉、小血管。后来，探知有"十二筋""筋络"。我研究证明，其仍然是"归髓属脑"，因为"筋"是"神""神经""经"的特殊变异体，我曾在《针道：节针》《针道：筋络针》详细论述过。

中医针刺"神"（神经）治病的名称经过了多次奇变，最后皆"归髓属脑"。这是惊天大发现，也是一个很重要的规律。其证明，中医学五千年来一直是通过针刺"神""经"的混合体治病，简称"神经"。

这是历经数千年演变，经过大数据调查，多盲试验的结果，堪称奇迹，也称世界一绝。

脑髓通十二

通过刺"神"（神经）治疗疾病的中国医家，大约在四千五百年前发现了"十二经"，之后转变十二，坚守十二，直到当下。

"十二经"变成"十二经脉"，再变成"十二经络""十二筋"，但始终没有讲明"十二"的实质。

后来约在一千五百年前，又因为热爱"十二"，坚守"十二"，特别抉择针刺《灵枢·经脉》的"肺手太阴之脉→肝足厥阴之脉"治病。因在"十二脉"上针刺治病的穴位很少，于是决定将全身的"经穴"都归到"十二脉"上，再针刺"十二脉"治病，一直坚持到现在，针刺治病的医家一直说"十二脉"，但始终没有讲明"十二脉"的实质，科学家也没有找到"十二脉"（经络）的实质。

出现此种情况，虽有诸多因素，但我认为偏离"脑髓"可能是最大的影响因素。

若能熟知"神"（神经）所变之物皆"归髓属脑"，即可"慧然在前"，或者要说清此事，则变得易如反掌。

中医高人们，不仅看透了，而且能说清。

他们将这些名称和"脑髓"结合在一起说，不仅能说清，而且能讲透。如他们首先锁定了风府、大椎、悬枢的穴名和部位，然后深论。

"风府"是人脑和脊髓的连接处，"脑为髓之海""诸髓者皆属于脑""督脉者……上至风府，入属于脑"，即是佐证。

"大椎"和"悬枢",仅是两个穴位名称,看似很平淡,但也有深层含义和特殊用法。

《针灸甲乙经》曰:"大椎,在第一椎陷者中,三阳督脉之会。"

这段经文介绍了大椎穴的位置,但是"三阳督脉之会"另有深意,其是说在大椎穴的深层是"三阳督脉之会"。"三阳"是指上肢三阳经,即位于上肢的三条阳经。督脉是指脊骨空里髓,即交会在脊骨空里的"髓"。这句经文让我开了窍,也让我找到了认识"十二经"的入口。我激动、感慨,并持续研究,最后认定大椎穴深层的"髓"即是"上肢六条经"的关键接点(中心)。

《针灸甲乙经》曰:"悬枢,在第十三椎节下间,督脉气所发。"

"悬枢",不仅仅是穴位的名称,其中另有深意。"悬"有悬吊之意,"枢"有中枢、枢纽之意,合起来即是悬吊的中枢。

为什么此处有"悬吊之中枢"?"第十三椎节下间",即是第十二胸椎棘突下,也是第一腰椎体下缘处。西医学神经解剖证明,脊髓的下缘就"悬吊"在此处。

证明,中医学家早在公元前就知道此处"悬吊"着"髓"的下缘,并称其为"枢"。

证明,中医学的"神经"系统在此时已有"中枢"和"周围"之别。

我详细研究后发现,此处和下肢"六条经"有关。

查西医学现代神经解剖发现:上肢外侧皮节的支配(分布)是$C_6 \sim C_8$,与大椎穴描记的"三阳督脉之会"是一致的,只是说法不同。再看上肢是$C_4 \sim C_8$,还包括部分T_1,其分布大体与上肢六条经相一致。

下肢的皮节是$L_1 \sim L_5$和部分S_1,与下肢六条经基本相符合。

由此可知,中医学家们探索、研究、发现的理论,在三千多年后被西方医学解剖证实。证明，中医学家们发现并坚持"十二"，与"脑髓"有特别的关系。

离开"脑髓"找"十二"、说"十二"、用"十二"，会陷入"盲人骑瞎马，夜半临深池"的处境。

"脑髓系统" 调平衡治百病

中国医家历经五千年的针刺实践、探索研究，不仅发现针刺"神"和"神经"的混合体、变异体，对全身多种病损有明确疗效，还发现了"十二经""十二经脉""十二经络""十二筋"（筋络）。我研究发现这类物质皆"归髓属脑"，特命名为"脑经系统""脑经脉系统""脑经络系统""脑筋（筋络）系统"，我将这类系统特称为"脑髓系统"。

其不仅符合中国古代医家们的认知和应用习惯，而且还能判断出临床上运用的治病方法是否有效。

凡被针刺物是"脑髓系统"（归髓属脑者），皆可获确信疗效。反之，则不然。

《灵枢·经脉》曰："人始生，先成精，精成而脑髓生，骨为干，脉为营，筋为刚，肉为墙，皮肤坚而毛发长。"

这段经文源于何书，出于何时，皆不详，也无从考据。只知道很古老，可能早在三千五百年前就已问世，是中国古代医家研究人胚胎学时，知道先生成受精卵，故特称"精"，很快即生成"脑髓"的胚胎，然后才发育成人体胚胎。骨、脉、筋、肉、皮肤五种重要组织，即是其中的结构。

此后，中医学家们分别针刺人体的骨、脉、筋、肉、皮肤五种重要结构（组织）观察疗效。《灵枢·官针》即有不同记载。观察结果显示，针刺各种结构皆有效，唯有刺"筋"疗效确信，且快而好。

《素问·长刺节论》中有详细论述，并特别描记："病在筋，筋挛节痛，不可以行，名曰筋痹。刺筋上为故，刺分肉间，不可中骨也。病起筋灵，病已止。"

除此之外，《灵枢·经筋》特别论述了"十二筋"，并有"以知为数，以痛为腧"的治病选穴方法和针刺的"技法"。

以上仅是对针刺"筋"的观察和发现"十二筋"的记载。

更可喜的是中医科学家们还研究发现了"脑髓筋系统"。

《素问·五脏生成》曰："诸髓者皆属于脑，诸筋者皆属于节"，使"脑筋"形成了系统。不仅火透中医界，也热传于中国普通人之中。

小时候我常听村民说：某人老脑筋、死脑筋、脑筋不会拐弯、一根筋……

以前听了不知其然，长大后听了依旧不以为然，后来我自学中医和中国针刺治病后，再回想起这些话才恍然大悟，原来现在还在传颂"脑筋"。

《灵枢·小针解》曰："节之交三百六十五会者，络脉之渗灌诸节者也。"

《灵枢·九针十二原》曰："节之交，三百六十五会。知其要者，一言而终，不知其要，流散无穷。所言节者，神气之所游行出入也，非皮肉筋骨也。"

这些记载不仅精细而准确地表明中医人发现了"脑筋系统""脑神筋系统""脑筋络系统"，而且还明确要传承和弘扬。因后学者认知和解读的偏误，使相关发现的真意尘封在经文，消失在历史的长河中。

我经过研读相关经文，深刻理解了"脑髓系统"的价值和意义，特开发出《筋络针》传承弘扬，刺筋（筋络）治病。

敬请同仁应用，以体验其中的奥妙，并请高人指点。

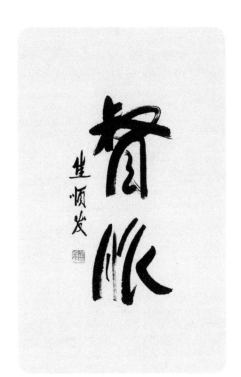

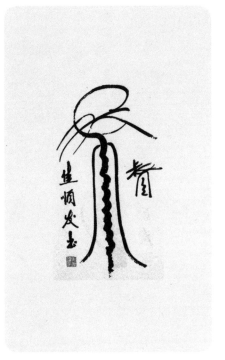

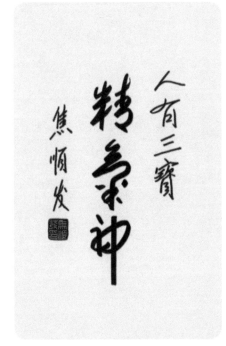

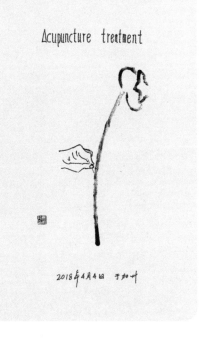

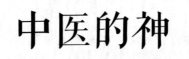

中医的神

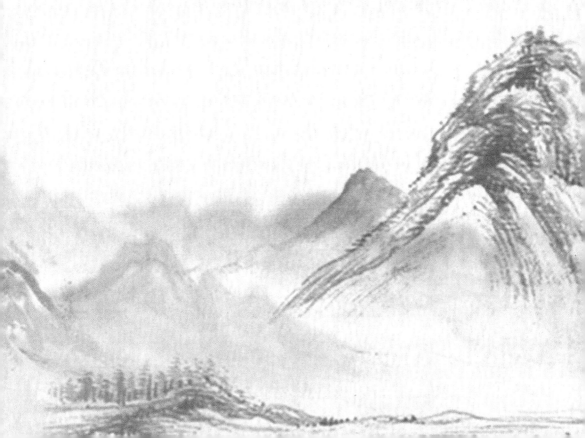

中医学的"神"特别神奇，不仅用针刺能治病，还生成了人。其演变的"神经"，一变再变，所变之物皆归髓属脑，并分别形成了"脑神经系统""脑经脉系统""脑经络系统""脑筋络系统""脑会系统"。

　　其间的变化是跌宕起伏，精彩绝伦，最后形成了绝妙的针刺治病。

　　特成书传承、弘扬，敬请方家探讨和高人指点。

针刺"神"治病

说起针刺"神"治病，有人可能会感到惊讶，认为"神"在天上，中医怎么能用针刺中呢？其次，"神"创造了世界，中医怎么敢用针刺"神"，真是天方夜谭。

真的，并且是千真万确！我只讲事实、摆历史，绝对不虚构故事。

早在五千年前，中医即有"上守神"的论述。《灵枢·九针十二原》曰："粗守形，上守神，神乎神，客在门，未睹其疾，恶知其原。刺之微，在速迟。"即为佐证。

其似一首诗，更像一支歌。中医用诗描写了中医学家们用针刺"神"治病的精彩瞬间和细节，也用歌赞颂了"中医针刺神"治病。真是天下一绝！

也有人会说，针刺神治病就算是真的，五千年前的文字，谁能懂？谁还会用？此话说得很深刻，确实有这类问题。当代医学家们在看白话文时出现了偏误，使经文的真意尘封在白话解中，消失在历史的长河中。这段经文在《灵枢·九针十二原》中也黯然失色，原封未动。

当代针刺治病的医学家中，有些已不知道中医有针刺"神"治病，真是令人揪心。

我初次看到这句话时，只知道其是《灵枢》的首篇，倡导用微针通其经脉治病，但"经脉"是什么？为什么要倡导？我全然不知。

之后我反复接触，并细品相关内容，才明白其中的奥妙，并认为《灵枢·九针十二原》是"千古奇文"，其中所倡导的"微针通其经脉治病"，实为传承、弘扬针刺神治病。

我在破解的过程中开悟了，所以坚决要以经文真意进行白话。

"粗守形，上守神"，即是说低劣的医生只知道刺"形"治病，而高明的医生则知道在"形"中刺"神"以治病。

"神乎神，客在门"，即是说神秘之物似贵客位于"形"之中，将"神"定为神秘之物。

"未睹其疾，恶知其原"，即是说不知道疾病，还能知道病因。

"刺之微，在速迟"，即是"神"是可被针刺中的，医生刺"神"水平的高低，只有快慢之分。

我的破解不仅使中国针刺"神"治病袒露真容，而且还找到了中医"微针通其经脉"治病的"根"。

有关针刺"神"治病，要细说的事情有很多，先说"针刺神"，针刺"神"很难讲。虽有"刺之微，在速迟"，只能证明"神"可被针刺中，医生刺神水平的高低仅有慢快之别。

关于如何知道"神"已刺中，《灵枢·九针十二原》曰："往者为逆，来者为顺，明知逆顺，正行无问。迎而夺之，恶得无虚？追而济之，恶得无实？迎之随之，以意和之，针道毕矣"。

这段经文，太难懂了。当代医学家们白话时说："气去时经脉空疏为逆，气来时经脉充实为顺，懂得逆顺之理，就可以大胆地依法针刺。能够迎着经脉的循行方向施用泻法，又怎么不能使正气由弱转强呢？因此，正确掌握迎随的补泻方法，加以用心体察，针刺的主要道理就尽在其中了。"（详见上海科学技术出版社 1986 年出版的《黄帝内经灵枢译释》）

　　查阅不同版本的白话讲解，均大同小异，没有一个能讲明是如何刺"神"的。因此，"针刺神"变得迷茫一片！

　　"往者为逆，来者为顺，明知逆顺，正行无问"，这句经文很特别。"明知逆顺，正行无问"，意思是明白逆顺之意，就大胆去刺，不用再问了。

　　此时，"逆顺"成了焦点！也就是说在针刺"神"时，突然出现的现象和反应为"顺"；反之，则为"逆"。

　　之后，随着临床经验的增加，人们对它的认识也越来越明确，表述也随之变化，如"气与针相逢""气至""得气""中气穴"等。我认为用现代语言最真实的表述是：在针刺时，若患者突然出现抽动、抽麻胀痛等异常感，即应视为"顺"；反之，则称"逆"。

　　再来破解"往者为逆，来者为顺，明知逆顺，正行无问"，意思是在针刺"神"时，使"气至""得气"或"抽动""抽麻胀痛"等异常感消失者，为"逆"的方向。而能使"气至""得气"或"抽动""抽麻胀痛"等异常感出现的方向为"顺"。知道逆顺之意，就可大胆去刺，不用再问了。

　　"迎而夺之，恶得无虚？追而济之，恶得无实？迎之随之，以意和之，针道毕矣"，意思是将针往后迎（往外拔一些），还能不使"气至""得气"或"抽动""抽麻胀痛"等异常减弱或消失吗？将针往里微微推入，还能不使"气至""得气"或"抽麻胀痛"等异常感增强吗？

　　"迎之随之，以意和之"，即是说用迎随之法，随意调整"气至""得气"或"抽麻胀痛"等异常感。

　　"针道毕矣"，即是说这些就是针刺"神"的技术之道。

　　此段经文，精彩绝伦，妙不可言，是对五千年前中国古代医家针刺"神"的特别论述。其明确告知世人，中国古代医家针刺位于躯肢的"神"，是人体最敏感的物质。针刺中后即可出现"抽动""抽麻胀痛"等异常感，证明"神"是人体的"感知体"，并且能使人体进行自由活动。

有人不相信，认为我说得有点玄乎。《列子·说符》曰："见出以知入，观往以知来。"意思是说透过现象看本质。

《灵枢·癫狂病》曰："筋癫疾者，身倦挛急大。"

西医学发现局灶性癫痫是大脑皮层的异常放电，并发现局灶性感觉性癫痫，表现为躯肢局部有感觉异常发作。

……

我是神经外科医生当然知道这些，更知道针刺"神"后出现的突然"抽动""抽麻胀痛"等异常感，与脑和人的"运动"和"感知"的特殊关系。由此而确认并论之。

敬请各位回忆"神气"二字，就能体会更深。

我小时候在老家常听人说与"神气"相关的口头语：

你有什么可神气的！

我神气！你才神气呢！

我看你能神气到什么时候！

这些就是大众对"神气"的记忆和五千年的传颂。

再说"刺神治病"这个命题更离奇，因为中医用的"微针"是实的，中间没有空隙，更不会有药！没有药怎么能治病呢，这是一个天大的谜团。也正因如此，使得针刺"神"治病更加传奇。

中医人不仅知道"刺神"能治病，还认识到"刺神"时一旦出现"气至""得气"或"抽动""抽麻胀痛"等异常感，常可获得确切疗效。

早在《灵枢·小针解》中即有"气至而去之者，言补泻气调而去之也"的记载。当代医家解释"气至而去之",即用补泻或泻法后,气已调和而去针。

"气至而去之",实为在刺神时,一旦出现"气至"就出针。如果出现的"气至"程度不同,经"迎随"调气,最后达到最佳"气至",再适度起针也是正确的。但绝对不是"补虚证""泻实证"后,达到"气调"后出针的。

其明确告知世人,中医"刺神"时一旦出现"气至"或出现"抽动""抽麻胀痛"等异常感,即可获得确切疗效,并且知道是通过调节"神气"平衡从而达到治病目的。

关于如何"调",书中有多种描记。《灵枢·九针十二原》曰:"节之交,三百六十五会。知其要者,一言而终,不知其要,流散无穷。所言节者,神气之所游行出入也,非皮肉筋骨也。"

这是约两千五百年前的经文,此时已经知道位于"髓旁"的"节",通过交叉形成躯肢的"三百六十五个会",并且知道位于"髓旁"的"节"是"神气之所游行出入也"。

证明中医刺"神"是通过"节"之所游行出入髓,以调节平衡,达到治病目的。

此时,《希氏文集》还未问世。

中医学对刺神治病疗效快而独好,这是中医学的伟大发现和发明,值得浓墨重彩,大写特写!

《灵枢·九针十二原》曰:"气至而有效,效之信,若风之吹云,明乎若见苍天,刺之道毕矣。"即是佐证。

有关治百病、治大病、治难病的记载有很多,我仅摘采以下几段。

《灵枢·终始》曰:"凡刺之道,气调而止,补阴泻阳,音气益彰,耳目聪明。反此者,血气不行。"又"凡刺之属,三刺至谷气,邪僻安合，阴阳易居，逆顺相反，沉浮异处，四时不得，稽留淫泆，须针而去。故一刺则阳邪出，再刺则阴邪出，三刺则谷气至，谷气至而止。所谓谷气至者，已补而实，已泻而虚，故已知谷气至也。"

《灵枢·九针十二原》曰："今夫五脏之有疾也，譬犹刺也，犹污也，犹结也，犹闭也。刺虽久，犹可拔也；污虽久，犹可雪也；结虽久，犹可解也；闭虽久，犹可决也。或言久疾之不可取者，非其说也。夫善用针者，取其疾也，犹拔刺也，犹雪污也，犹解结也，犹决闭也。疾虽久，犹可毕也。言不可治者，未得其术也。"

这些皆是中国古代医家用鲜血和生命换来的深刻体验，也是中医刺"神"治病的巨大科研成果。我们应该认真传承，并大力弘扬。

神参与人的形成

人的形成是复杂的，对此中医学也有多种说法。其中最著名的论述是《灵枢·经脉》所载"人始生，先成精，精成而脑髓生，骨为干，脉为营，筋为刚，肉为墙，皮肤坚而毛发长"。

这段经文是在三千年前形成的，是有关人胚胎发育的科研成果。

"人始生，先成精，精成而脑髓生"，即是说人的生成过程，男女性交后先形成受精卵，特称"精"，很快形成"脑髓"的胚胎；由脑髓胚胎再发育成人躯肢、脏腑。其中"骨为干，脉为营，筋为刚，肉为墙，皮肤坚而毛发长"，即是其中的部分组织或功能。

《灵枢·本神》曰："故生之来谓之精，两精相搏谓之神；随神往来者谓之魂，并精而出入者谓之魄。所以任物者谓之心，心有所忆谓之意，意之所存谓之志，因志而存变谓之思，因思而远慕谓之虑，因虑而处物谓之智。故智者之养生也，必顺四时而适寒暑，和喜怒而安居处，节阴阳而调刚柔，如是则僻邪不至，长生久视。"

这段经文不仅论述了"神"参与人的生成，而且"神"还可使人健康长寿！

"故生之来谓之精，两精相搏谓之神"，即是说人始生，先成精。"两精相搏谓之神"，即受精卵在分裂时先变成"神"，此"神"似"脑髓"的胚胎，也可以说"脑髓的胚胎"也称"神"，最后生成了人。成人之后，"神"一直在"脑髓"中活动，构成清醒和生命的全过程。最终是智者，还能使人健康长寿，直到百年神气去而终老。

刺神治病奇变

刺"神"治病是中医的伟大发明，因其技术绝妙，疗效神奇，早在五千年前就火透了中医界，在临床上广泛应用，为患者解除病痛。其发展迅速，并经过了多次奇变，一直在变化中发展。

红红火火发展了五千年，也离奇的变化了五千年，直至如今这个科学文明的时代。"针刺治病"是为所有患者治病，运用针刺治病的医生们欣喜若狂，被针刺治愈的患者更是对其高度赞扬，但很少有人知道"刺神治病"！

奇怪！难以置信。

因发展较快，变化离奇，几乎使得"刺神治病"销声匿迹。现在我简述其发展奇变的概况。

一、"神"变"神经"

"神"变"神经"是件大事，有重要的历史和科学价值。大约在四千五百年前刺神治病开展的红红火火，此时仅知道"神"为神秘之物，其中有人研究发现"神"在被手指按压时可出现痛感，并且用手指还能探索到似索条状物，并称其为"经"。

《针灸甲乙经·针道》曰："形乎形，目瞑瞑，扪其所痛，索之于经，慧然在前，按之弗得，不知其情，故曰形。"即是佐证。

此时，神秘之物形似"索条状物"并称"经"，"神"即变成了"神经"。"神经"二字越传越火，不仅中医人耳熟能详，而且镌刻在大众的脑海中，溶化在血液中，一直热传了四千五百多年。

小时候我常听村里邻居说：某人有点神经，某人常神经兮兮的，神经病，神经错乱……

皆是佐证。

现在大家基本都知道人有"神经系统"，这个"神经系统"不是在中国直接传下的，而是先传到国外，然后再传回中国。中国早在四千五百年前即有"神"变的"神经"，并创用针刺神经治病，一直传承、弘扬至今。

二、"神经"变"经"

针刺神经治病因广泛应用，最后简称"经"，也可以说"神经"变成了"经"。

刺经治病热火朝天，不仅有了"经穴"，针刺"经穴"治病，而且还出现了"经气至"，此即表示针刺在"经"上出现的"气至"。一旦出现"经气至"，常可获得确信疗效。刺经治病不仅医生喜欢用，而且患者乐意接受，故其很快发展成"针刺治百病"的常用或首选方法。

还请大家铭记，"经刺治病"仍是"刺神经治病""刺神治病"，只是名称不同，"刺经治病"一直流传至今。也就是说，无论"针刺物"的名称如何变化，在经穴针刺出现"气至"，或者说出现"抽动""抽麻胀痛"等异常感，获得疗效始终没有变，也就是说"刺神""刺神经"治病，始终没有变！

三、"经"变"经脉"

随之，"经"变成了"经脉"。"经脉"的问世是中医学的一件大事，其认为人体有"血脉"和"经脉"两大体系，是人保证生命和延年益寿的核心体系。应该引起我们的重视，并传承、弘扬。

《针灸甲乙经》序曰："《九卷》原本经脉，其义深奥，不易觉也。"即是佐证。

"经脉"问世后，"十二经"也变成了"十二经脉"，并发现了"督脉"。"督脉者，经脉之督也。"又因"督脉上至风府，入属于脑"，即有了"经脉体系"的基本结构和框架。据此，我特命名为"脑经脉系统"。

经脉太重要了，针刺经脉治病有很大的科学价值，所以在公元初中医学家又特成《灵枢》，并在首篇《九针十二原》中特别倡导针刺经脉治病。

"欲以微针通其经脉，调其血气，荣其逆顺出入之会。令可传于后世，必明为之法。令终而不灭，久而不绝，易用难忘，为之经纪；异其章，别其表里，为之终始，令各有形，先立针经。"即是佐证。

遗憾的是，因理解和白话讲解的偏误，使其真意尘封在《灵枢》中，消失在历史的长河，也使刺神治病再次失魂落魄。

四、"经"变"经络"

"经"变"经络"又是一大奇变。

"络"是网络状。早在三千年前中医就发现"经"为网络状，意义价值非凡。

又因当时中医学已有"脑为髓之海"和"髓为经络海"的论述，我就毅然决然地将"经络"变成了"脑经络系统"。

《灵枢·五音五味》曰："冲脉任脉皆起于胞中，上循脊里，为经络之海。"即是佐证。

五、"经络"变"筋络"

中医人都知道有"筋""经筋",少数人也称"筋络"。

《素问·六元正纪大论》曰:"民病血溢,筋络拘强,关节不利,身重筋痿。"即是佐证。

其不仅有"筋络"之名,还特别描述了脑溢血时,出现"筋络拘强,关节不利,身重筋痿"。证明"筋络"之名,已应用到针刺治病的临床实践中。

我研究发现,不仅有"筋络"之名,还有对"脑筋"的相关描述。

《灵枢·经脉》曰:"人始生,先成精,精成而脑髓生,骨为干,脉为营,筋为刚,肉为墙,皮肤坚而毛发长。"

《素问·五脏生成》曰:"诸髓者皆属于脑,诸筋者皆属于节。"

我根据相关记载,概括出了"脑筋系统""脑筋络系统"。

有人可能会感到奇怪,因为很少有人这样讲。我告诉同仁,古时人们常讲,特别是"脑筋",不仅中医人耳熟能详,也铭刻在大众的脑海中,溶化在血液中,世代传颂,直到当今。

在我老家,人们常说:老脑筋、死脑筋、脑筋不会拐弯!皆是佐证。

六、"穴会"变"会"

"穴会"指在穴位刺"会"。"会"特指位于"髓旁"的"节",进行交叉形成"会"。

《灵枢·九针十二原》曰:"节之交,三百六十五会,知其要者,一言而终,不知其要,流散无穷。所言节者,神气之所游行出入也,非皮肉筋骨也。"即是佐证。

"所言节者，神气之所游行出入也"，实指"神气之所游行出入髓也"，我据此将其概括为"脑会系统"，实为"脑神会系统"。

由此可知，在穴位刺"会"治病，实为刺"神"治病。

以上资料和事实证明，数千年来被针刺之物的名称不断变化，但在经穴针刺"神"治病始终没有变。

眼观"神"诊百病

中国古代医家深知"神"有不同的态，并能据此察觉出"神"是否正常，进而判断神和全身正常与否。越有经验的医生体会也越深，应用也就越好。

常从神志、神态和神动，判断疾病。

一、神志、神态和神动

（一）神志

观看神志的状态，清楚、模糊或昏迷。

（二）神态

观察人是否清醒，状态是否正常，以判断精神方面有无疾病。

（三）神动

观看神自主活动和静止的状态，以判断疾病。

全面观察，综合考量，认真评估神有何病。如果神志不清，首先考虑脑病损；神态异常或不清醒，首先考虑精神疾病；神动异常，或静止状态异常，首先考虑有"神动"异常。

在正常情况下，神动正常则人健康，神动异常则人患病，神动停止则人死亡。

二、神（脑）病损

有经验的医生能及时诊断出多种神（脑）病损。

（一）面瘫

特殊描记："口眼歪斜。"在面部特定穴位针刺治疗，不仅疗效好，传承应用数千年，直至今日仍然是最有效的方法。

（二）小儿脑瘫

根据面部神态，躯肢自主活动，结合病史，常能诊断出"小儿脑瘫"，并有针刺等方法，常可获效，有些还可有"显效"。坚持治疗是获效的核心。

（三）脑中风（中风不语）

脑中风常有偏瘫和语言障碍，中医有"中风不语""中风偏瘫"之说，用针刺、艾灸、按摩等方法治疗，均可获得确切疗效。部分患者能获得神奇疗效，令人刮目相看。

当今在国内外有很多身怀绝技的中医师，他们用中药和手中的绝技，为天涯海角的脑中风患者解除病痛，而且影响越来越大。

中医对"中风"的诊断与治疗，令世人认可，可敬可贺！

（四）髓病损

"髓"是"神"出入的总通道，也是连"脑"接"神"的核心部位。数千年来中医学家不仅重视，而且经过认真研究，发现了"髓""奇经""督脉""枢"等，并对"髓"病损和针刺治疗有众多论述及可贵经验。

《素问·刺禁论》曰："刺脊间中髓，为伛。"即是说，在脊间针刺过深误伤"髓"，可导致"截瘫"或"四肢瘫"。因"伛"指"伛偻""身踡屈也"，证明针刺"髓"出现"截瘫"是中国医学家们最先发现的。

《素问·骨空论》曰："督脉为病，脊强反折。"又"督脉生病治督脉，治在骨上。"皆是佐证。

（五）躯肢的"神"病损

躯肢的"神"有多种别名，如"神经""经""经脉""经络""筋络""会"等。病损后常有躯肢活动障碍、感觉异常，并有绝妙的针刺方法。

《素问·长刺节论》曰："病在筋，筋挛节痛，不可以行，名曰筋痹。刺筋上为故，刺分肉间，不可中骨也。病起筋灵，病已止。"

《灵枢·热病》曰："偏枯，身偏不用而痛，言不变，志不乱，病在分腠之间。"

《灵枢·热病》曰："痱之为病也，身无痛者，四肢不收，智乱不甚。其言微知，可治。甚则不能言，不可治也。"

……

以上简述，可能仅为观神诊百病的冰山一角。

中国古代医家早在数千年前就总结出了观神诊百病，不仅是大智慧，还是科学诊病的绝技。

若能将其认识、传承、应用，不仅医生受益终生，对刺神治病的发展也颇有益处。

总　结

人脑就是神。

神生成了人，改变着世界。

神可使人疯狂，能抉择人的死生。

神加速进化和合共生的高级智慧。

神正在创造人间天堂。

《素问·移精变气论》曰："得神者昌，失神者亡。"意思是说，人得神后就能聪慧过人，健康长寿。失去神后，就会失魂落魄，体弱多病，踏入衰亡之路。

细品"治之要极，无失色脉，用之不惑，治之大则。逆从倒行，标本不得，亡神失国。去故就新，乃得真人"，就可知其中奥妙。

以上仅是我读中医针灸经典医著感悟之随笔，敬请方家探讨和高人指点。

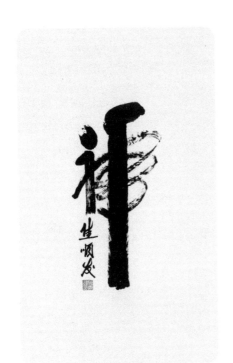

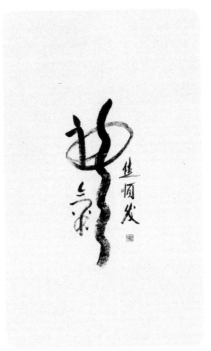

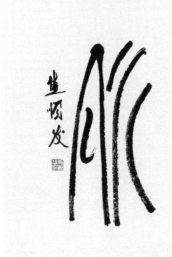

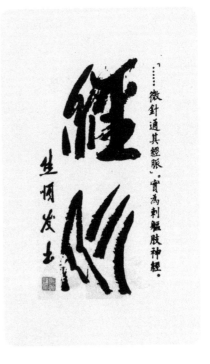

「……微針通其經脈」實為刺軀肢神經。

筋络针

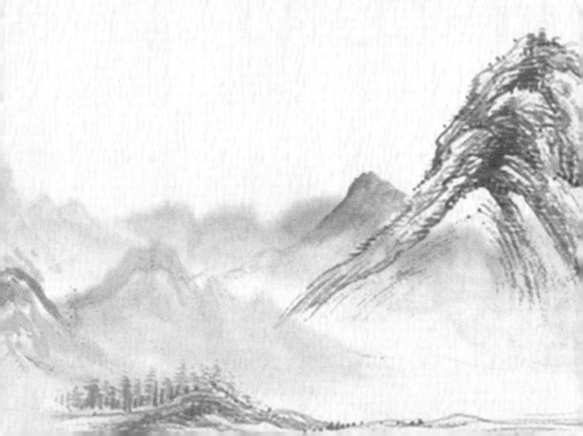

两千五百年前，中医学家们就发现了筋络，并在临床广泛使用。

《素问·六元正纪大论》曰："民病血溢，筋络拘强，关节不利，身重筋痿。"即是佐证。

据此，我认真研究开发出"筋络针"，以传承、弘扬。敬请方家探讨和高人指点。

筋到脑筋络系统

大约在三千五百年前，中国针刺治病中已出现了"筋"字。

"筋"字的问世是中国针刺治病的又一件大事，是中国针刺"神"治病历经一千五百年的快速演变，使刺"神"治病在演变成"刺神经""刺经""刺经脉""刺经络"治病之后，又一次演变，也称第五次大演变。

先是针刺"筋"治病。

《灵枢·官针》曰："三曰关刺，关刺者，直刺左右尽筋上，以取筋痹。"即是佐证。临床实践证明，刺筋对"筋痹"有独特疗效。

《素问·长刺节论》曰："病在筋，筋挛节痛，不可以行，名曰筋痹。刺筋上为故，刺分肉间，不可中骨也。病起筋灵，病已止。"即是佐证。

临床中广泛使用"刺筋"治病，疗效确信，经深入研究后对"筋"有了进一步认识，不仅发现有"十二筋"，而且确定"以知为数，以痛为输"。（详见《灵枢·经筋》）

再后来，发现了"脑神筋"系统的结构和框架。

《素问·五脏生成》曰："诸髓者皆属于脑，诸筋者皆属于节。"即是"脑筋"系统的框架。

有人会说"脑筋"这个名称在中国针刺治病中根本没有出现过。其实不然，它出现过。因为错解，使其尘封在了针灸经典医著中。

我小时候常听别人形容一个人老脑筋、死脑筋、脑筋不会拐弯！当代小品中还有脑筋急转弯！

大家不知道《素问》编写"五脏生成篇"的原因，更不懂"诸髓者皆属于脑，诸筋者皆属于节"的意思。我选一段经文，看后大家就会明白。

《灵枢·经脉》曰："人始生，先成精，精成而脑髓生，骨为干，脉为营，筋为刚，肉为墙，皮肤坚而毛发长。"

这段经文是三千年前中医学家们研究人体胚胎发育得出的结论，意思是人开始生成时，先是男女性交形成受精卵，简称"精"。"精"很快就形成"脑髓"的胚胎，然后才形成骨、脉、筋、肉、皮。

《素问·五脏生成》中的脑筋框架结构，即是研究此段论述人胚胎发育的成果，后来在此基础上有了新发现和大发展。

《灵枢·九针十二原》曰："黄帝曰：愿闻五脏六腑所出之处？岐伯曰：……节之交，三百六十五会。知其要者，一言而终，不知其要，流散无穷。所言节者，神气之所游行出入也，非皮肉筋骨也。"

这段经文已有千年之久，直到现在，针灸学家们对其的白话讲解仍有很大偏误，使其真意一直尘封在原文中，也消失在历史的长河中。

我初次见到这句话时，一片茫然，后来经常翻阅，这句话是我这辈子看得最多的一段经文，常看常新。看的次数越多，体会也越深刻，最后使我陶醉在其中，至今还没有醒过来，醉意仍然很浓。

《灵枢》这本书太伟大了，特别是首篇《九针十二原》倡导的"欲以微针通其经脉，调其气血，营其逆顺出入之会。令可传于后世，必明为之法。令终而不灭，久而不绝，易用难忘，为之经纪，异其章，别其表里，为之终始，令各有形，先立针经"，更是天下一绝！

"黄帝曰：愿闻五脏六腑所出之处"，即黄帝问人的五脏六腑为何与人体联络？这个问题很难回答。岐伯在论述时说了一大段，最后说"节之交，三百六十五会"。这句话太难懂了，"知其要者，一言而终，不知其要，流散无穷"。

其中的"节"字，经过两千多年，历代很多人对其有不同的解读。我认为"节"位于髓旁，是出入髓的细丝状物。"节"进行交叉后，形成了位于躯肢的"三百六十五会"。其明确告知世人，数千年来中医针刺治病皆是在"穴会"中针刺。

"所言节者，神气之所游行出入也"，即是说位于髓旁的"节"皆是中医针刺"神"的"气"游行出入髓也。

这句经文是对中医最神奇之处的论述，也是最精准的表达。

证明中医人早在五千年前就发现了，被针刺的神秘之物"气"，在位于髓旁的"节"中游行出入髓。也就是说人的神之"气"在髓旁之"节"游行出入髓也。

此时，在世间只有中医人知道，并且能详细描记和论述。

此间，正值盖伦学说盛行之初，盖伦通过解剖动物脑，发现脑间有空腔，且有水样液体。他认为水是流动的，脑的感觉和运动冲动是腔室中水流动传递的。此学说约持续了 1500 年。直到 1780 年，伽伐尼的学生无意中将带电的手术刀碰到被尸解后的蛙腿神经，此时除电灯突然亮了一下，而且蛙腿也抽动了一下。最后认定，电刺激能使神经抽动。这一离奇的抽动，挑战了盖伦"水流动"传递感觉、运动信息之说。

1810 年，贝尔切断动物的脊髓前根，发现其支配的相关肌肉运动受到障碍，证明脊髓前根传递运动冲动，彻底改变了盖伦的"水流动"传递感觉和运动信息的学说。

由此可知，西方医学对此问题的认知和结论晚于中医的发现和论述，并且晚了足足 1700 年之久。

至此，大家应该就会明白我特别组合形成的"脑筋系统"。我们是针刺筋络治病，特命名为"脑筋络系统"。

筋络与神

"筋络"是在"经络"之后的又一大发现，其证明"筋"是网络状的，是对筋认识的重大突破，也有益于破解和认知"筋"的实质。

更幸运的是，中医早在两千五百年前已将筋络和脑出血联系在了一起，认真观察了脑出血后筋络发生的变化和损害程度。

《素问·六元正纪大论》曰："民病血溢，筋络拘强，关节不利，身重筋痿。"即是佐证。

这段经文太精彩了，短短16个字就将脑出血和筋络的关系描述的出神入化。

"筋络拘强"是说患者脑出血出现肢体瘫痪后肌张力增高，伴有痉挛状。

"身重筋痿"即是在脑出血后长时间瘫痪引起的失用性萎缩。没有表述偏瘫，可能是作者观察到有脑干病损，常伴双侧肢体运动障碍。

这段经文价值非凡，意义重大，可视为立"筋络"派的开山之作。

令人遗憾的是，近代和当代针灸学家很少有人应用或撰写论文，至少我还没有查到过。而且现在对"筋"的认知和概括，越来越不清晰。特别是当代针灸学认为"筋"指肌腱、韧带，有人认为是指肌肉和小静脉，也由此使"筋络"的名称几乎销声匿迹，令人心寒。由此，我决心传承并弘扬"筋络"。

我发现筋络是针刺"神"治病变异的一种名称。约在五千年前，中国古代医学家们就创用了在"形"中针刺"神"（神秘之物）治病，并获确信疗效。

《灵枢·九针十二原》曰："粗守形，上守神，神乎神，客在门，未睹其疾，恶知其原。刺之微，在速迟。"即是佐证。

刺神治病，方法绝妙，疗效确信，不仅在临床广泛使用，而且发展、演变快速。因发现"神"被手指按压有痛感，或探索到有"索条状"物，称其为经。

《针灸甲乙经·针道》曰："形乎形，目瞑瞑，扪其所痛，索之于经，慧然在前，按之弗得，不知其情，故曰形。"即是佐证。

由此，"神"变成了"神经"和"经"，这个演变给中国人留下了深刻的印象。当代书法家常写精神、精气神，人有三宝。即是部分佐证。

一变再变，变成"经脉""经络"，最后变成了"筋""筋络"。

这就是我说的"筋络"与"神"的演变过程，也是"神"和"筋络"的特殊关系。

刺筋的部位

针灸经典医著中描记的刺筋部位主要有"刺筋上"和"痛点"。

一、刺筋上

《灵枢·官针》曰："三曰关刺，关刺者，直刺左右尽筋上，以取筋痹。"

《素问·长刺节论》曰："病在筋，筋挛节痛，不可以行，名曰筋痹，刺筋上为故。刺分肉间，不可中骨也。病起筋灵，病已止。"

以上两段经文，皆是针刺在筋上。

二、刺痛点

《灵枢·经筋》曰："以痛为腧。"即是佐证。

表面上看，刺筋的部位比较特别，实为"刺神""刺经"的别称，因为刺神、刺经也多用这两种描述。

（一）刺神

《灵枢·九针十二原》曰："粗守形，上守神，神乎神，客在门，未睹其疾，恶知其原。刺之微，在速迟。"其意即是说"神"可被针刺中，速度快慢与刺神技术有关。

《灵枢·行针》曰："数刺乃知""气与针相逢"，皆是佐证。

之后在刺经治病大发展的基础上，针刺部位猛增，常用的有 365 个，实为近 2000 个，因穴位未归脉皆变成经外奇穴。在这些穴位中均要刺中经，所以才有经穴之说。

（二）刺痛点

刺痛点更是常用之法。

《灵枢·背俞》曰："皆挟脊相去三寸所，则欲得而验之，按其处，应在中而痛解，乃其俞也。"即是其中之一。

在早期还认为"神"是"神秘之物"时，由于发现了用手指按压"神"能出现痛感，而促使"神"发展成了"神经"。

《针灸甲乙经·针道》曰："形乎形，目瞑瞑，扪其所痛，索之于经，慧然在前，按之弗得，不知其情，故曰形。"即是佐证。

另外，常用的还有阿是穴。皆证明常刺痛点可治病。

上述资料证明，刺筋和刺神、刺经，运用的是相同的部位，也称"类同"。

刺筋的反应

刺筋的方法有很多种，但描述刺中筋有特殊反应的仅一种。

《灵枢·经筋》曰："以知为数。"当代医家解释为"以病愈为针刺次数的限度"。我不懂原文，也理解不了白话。

此文难住了我，因为我平时不用，也就不了了之了，并没有多想。

我以前在农村劳动时，晚上仍有人找我看病，当时没有条件做手术，开药也不方便，我就想到给患者针刺治病。但当时阻力很大，因为我是神经外科医生，擅长用药物和手术治病。中医的针是实的，没有药怎么能治病呢？我想不通！

再加上我在《灵枢·经筋》中看到"以知为数"，但不知道其意思。如果我能弄懂，就可以给患者针刺治病了。

最后，我想到如此简单的事情，中医有穴位，用针刺试验即可清楚。我决定用自己做试验，针刺右侧合谷穴，体会感觉。

酒精棉局部皮肤消毒后，左手持针，垂直刺入右侧合谷穴。快速刺入皮肤时有微痛，捻转时有胀感，在针刺入约 1 厘米时，我右食指突然往桡侧抽动了一下，随之在进针处的抽麻胀痛感传到了右食指尖的桡侧。留针期间无特殊感觉，起针时微有胀感。

起针后右食指桡侧有胀感，几分钟后恢复正常，右食指活动正常。

我体验了，也明白了。我是神经外科医生，清楚这是刺中了正好位于合谷穴的桡神经的分支上，所以出现了食指抽动和抽麻胀痛等异常感觉。

我更明白了"以知为数"，即是在针刺穴位时，若突然出现抽动、抽麻胀痛等异常感觉时，患者就知道刺中了，简称"以知为数"。

这时我才恍然大悟，原来中医学家针刺治病，就是针刺神经治病。

于是我在临床上开始大胆地用针刺神经治疗疾病，当患者突然出现抽动、抽麻胀痛等异常感觉时，经常会说，有了！好了！老患者还会说，对了。我认为这就是"以知为数"。

我在临床上就追求"以知为数"，结果就是很多患者都能获得很好的疗效。后来找我针刺治病的人越来越多，我也因此改变了自己的命运和人生。

我通过半个多世纪的临床应用和研究，加之品读不同时代医家对针刺时出现的感受和反应的描述，发现"以知为数"只是其中的一种描记。证明刺"筋"出现的反应和感受，与刺神、刺经是相同的，说明古代医家所说的"神""经"等和"筋"是相同的物质，只是因时代不同而名称各异罢了。

刺筋的技术

总观刺筋技术，只要求刺中，再无其他补充或完善举措。

《灵枢·官针》曰："关刺者，直刺左右尽筋上。"

《素问·长刺节论》曰："刺筋上为故。刺分肉间，不可中骨也。"

《灵枢·经筋》曰："以知为数。"

以上皆是佐证。

但细品这些经文，除刺中筋，还有对如何刺中筋的论述。

如"刺筋上为故"，即是刺中筋为目的。如何能刺中筋？"直刺左右尽筋上""刺分肉间，不可中骨也"，即是具体用的方法。大体意思是可在左右针刺寻找筋，最后刺中。

另"刺分肉间，不可中骨也"，即将针仅刺到"分肉间"，没有具体说刺到"分肉间"的什么部位或什么物质上。

而真实的情况是讲针刺在"分肉间"的筋上或筋络上。这是古代医家发现筋位于"分肉间"并用针刺治病的铁证。

这类特殊的刺筋技术是中医针刺治病的又一绝技。

世界上竟然有如此奇妙的巧合！中国的"刺神技术"，历经两千多年的发展和演变，最后也踏入了最简单的刺"神"技术。

《灵枢·九针十二原》曰："刺之而气不至，无问其数。刺之而气至，乃去之，勿复针。"即是佐证。

上述资料证明，被针刺的"筋"和"神"属同类物质，或者说是一种物质的两个名称。

刺筋治病

针灸经典医著中有关"刺筋"治病的记载有很多。

《灵枢·官针》曰:"三曰恢刺,恢刺者,直刺傍之,举之前后,恢筋急,以治筋痹也。""关刺者,直刺左右尽筋上,以取筋痹。"

《素问·长刺节论》曰:"病在筋,筋挛节痛,不可以行,名曰筋痹,刺筋上为故。刺分肉间,不可中骨也。病起筋灵,病已止。"

《灵枢·经筋》曰:"足太阳之筋……以知为数,以痛为腧……手太阴之筋……以知为数,以痛为腧。"

由上述记载可知,针刺筋能治疗"筋病损",尤其是对筋痹,疗效快而好。

这是事实,更是历史,证明中国医家早在两千五百年前就发明了"针刺筋治筋病",特别是筋痹。

此时,《希氏文集》还未问世。

其实,刺筋治病是中国针刺神治病,快速演变出最后的名称——"筋"。

"刺筋"治病仅观察了对筋病损的疗效,若能和针刺神、针刺经……治病的巨浪汇集在一起,就能出现"治百病"的新局面。

不信,一试便知。

想想"针刺神",看看"针刺经",都可以治何种病。

经穴针刺治百病是常态,常用的有三百六十五会,实为近两千个,多称经外奇穴。然而在经穴中针刺的不仅是"神""经""经脉""经络"，更是"筋""筋络"，所以"治百病"已成必然。

这是我的说法，更是一家之言，敬请方家运用、体验和指点。

中医针刺神治病的快速演变，一变再变是常态，"治百病"获得神奇疗效堪称一绝，传承、弘扬了五千年，时至今日仍然是木秀于林。

有些人不相信，源于不知其理，未得其术。

筋变筋络

"筋"变"筋络"并应用于临床，与脑有特殊关联，这在两千五百年前就已被证实。

《素问·六元正纪大论》曰："民病血溢，筋络拘强，关节不利，身重筋痿。"即是佐证。

这是"经"变"经络"之后，又一大奇变。

《针灸甲乙经·奇经八脉》曰："冲脉任脉者，皆起于胞中，上循脊里，为经络之海。"即是佐证。

关于经络，我曾多次撰文写书，对其加以描记和论述，并发明了经络针，以传承、弘扬。（详见《针道：经络针》）

筋络的问世和临床应用，让人们对"筋"的认识有了质的飞跃。

中医学早在三千年前就出现了"脑为髓之海"的大论。

我认为应将"十二筋"变成"十二筋络"，更应说："节之交，十二筋络也"。

因位于髓旁的"节"，能使"神气之所游行出入也"。我决定，"髓为筋络之海""脑筋络系统"。这是我首创的原文，也是当下世界上唯一的文字记载。

髓为筋络之海的形成，为搭建脑筋络系统创造了条件。此后，不仅刺筋络能感到"以知为数"，还使治筋络病损变成了现实。

"以知为数"，即是针刺"筋"时患者出现的抽麻胀痛等异常感或出现抽动（我于1969年针刺自身右合谷穴证明），而筋、筋络不归髓，如果没有脑筋络系统，人不能出现异常感或抽动，更不能通过调节筋络平衡治疗全身病损。

这就是"髓为筋络之海""脑筋络系统"的价值和意义。

在经穴刺筋络

"经穴"是针刺经的特定点位，也是"刺神""刺经脉""刺经络""刺筋络"的穴位。因为"神"变"经"，"经"又变成了"经脉""经络""筋络"。虽然名称不同，皆是"归髓属脑"的同一种物质。

人体的三百六十五会即是位于髓旁的"节"进行交叉，使躯肢的筋（筋络）形成了被刺之物（会）。

有些人会感到惊奇，没有听说过，更没有见过！我说的是真话，千真万确。如果还不信，再听我说说大家就会恍然大悟。

《灵枢·经脉》曰："人始生，先成精，精成而脑髓生，骨为干，脉为营，筋为刚，肉为墙，皮肤坚而毛发长。"

这是三千五百年前中国古代医家研究人体胚胎生成和发育成人的科研成果。

人开始形成，先是男女性交形成受精卵，简称"精"。然后精很快就形成了脑髓的胚胎。在此基础上，继续发育才成为成人的完整胚胎，其中在躯肢有五种主要组织，也可以说是五种主要结构，即骨、脉、筋、肉、皮肤。这是《灵枢·经脉》最大的贡献之一。要不是作者收集、编入，后世医者将永远不会知道有这个巨大成果。

之后，研究有重大发现。

《素问·五脏生成》曰："诸髓者皆属于脑，诸筋者皆属于节。"此经文使"脑筋"形成了系统。因为"节"是位于髓旁的细丝，使躯肢的筋与脑形成了脑筋系统。我在《针道：节针》中详细论述过。

《灵枢·小针解》曰："节之交三百六十五会者，络脉之渗灌诸节者也。"此文已明确，"节之交"形成了三百六十五会，由于解读成"络脉之渗灌诸节者也"，使其真意尘封在原文中，也消失在历史的长河中。

《灵枢·九针十二原》曰："节之交，三百六十五会。知其要者，一言而终，不知其要，流散无穷。所言节者，神气之所游行出入也，非皮肉筋骨也。"

这段经文，精彩绝伦，妙不可言。

"节之交，三百六十五会"，即是说在经穴中被针刺的皆是节交叉形成的三百六十五会，也确定"会"是被交叉的筋、筋络形成的。所以，在经穴中刺筋、筋络不仅是名正言顺的，还是针刺的主要部分。当然，这些经穴中有很多是易出现痛觉的异常部位。

明此理后，在经穴中大胆针刺筋、筋络即可。

气至中筋络

气至中筋络，这个标题很特别，过去大家常听说刺经、刺经脉、刺经络能出现气至，没有见过刺筋络还能出现气至。其实有，只是说法不同。在刺筋时出现"以知为数"，即是气至的一种别称。

其实，气至是刺中神、神经、经、经脉、经络、会、筋、筋络等出现的一种特殊反应和异常感。早在五千年前，中医创用的针刺神治病，即能出现气至。

《灵枢·九针十二原》曰："往者为逆，来者为顺，明知逆顺，正行无问。迎而夺之，恶得无虚？追而济之，恶得无实？迎之随之，以意和之，针道毕矣。"即是有关气至的往来和调整气至程度的方法。

在当时已有称"神气"的，还出现"大气""小气"之说。不仅中医人耳熟能详，也在大众里广泛传播，并流传至今。

我老家是山西运城稷山县，位于黄河中下游，是中华民族发源地之一。以前在老家常听大家说，"你有什么神气的？""我神气！你才神气呢！""你怎么那么小气？""你应该'大气'一点！""我看够大气了！""这还不算大气！"

……

我小时候常听别人说，但不知其然，长大后也没有细想，直到我学习中医针刺治病，发现有气至，特别是读了有关刺神治病的著作后，才恍然大悟。以前大家所说的这类话，即是刺神治病出现神气和出现神气的大小，从此我深深记忆在脑海中，融于骨血之中，世代传颂，直到当下。

因针刺神治病，方法简便，疗效确信，不仅医生喜爱，患者接受，在临床广泛使用，而且还快速发展变化。

《针灸甲乙经·针道》曰："形乎形，目瞑瞑，扪其所痛，索之于经，慧然在前，按之弗得，不知其情，故曰形。"

此段经文，表面上看是论形，实为探究神的特征和实质。

"形乎形，目瞑瞑"，是说形在外表似乎什么也看不见。

"扪其所痛，索之于经，慧然在前"，即是说在形处用手指按压出现痛感，或用手指按到索条状略带弹性之物，称其为"经"。

"按之弗得，不知其情，故曰形"，即是说用手指按压什么也没有发现，所以才称其为形。

这句话非常有价值，不仅揭示了在形中的神，被手指按住可出现痛感，还可用手指探索到索条状物，特称其为"经"。

此后，"神"有了神经、经的名称。

神变成神经是件大事，不仅使中医、中国针刺治病，踏入了科学之门，并开启正确前进的方向，还对世界医学有巨大而深远的影响。

在针刺神经治病期间，医学家们对针刺神经后出现的特殊感觉和反应做了深入研究，并有重大发现。

《灵枢·行针》曰："或神动而气先针行，或气与针相逢，或针已出气独行，或数刺乃知，或发针而气逆，或数刺病益剧。"因后来破解偏误，使真意尘封于原文，消失在历史的长河中。

"或神动而气先针行"，即是说在准备针刺神经时，人特别敏感紧张，就会出现特殊的感觉。

"或气与针相逢"，即针在穴位一旦刺中神经，立刻出现抽动、抽麻胀痛等异常感，特称其为"气与针相逢"。

"或针已出气独行"，即先刺中神经，针尖一直在神经中。此时突然将针拔出，也是对神经的一种刺激，有的患者就会出现异常感。

"或数刺乃知"，即是说有时候不是首次就能刺中，而是经过数次针刺才能刺中。刺中后患者才会出现抽动、抽麻胀痛等异常感，特用"数刺乃知"概述。

"或发针而气逆"，即是说将针往深处刺，抽麻胀痛等异常感可突然消失。出现这种现象表明针已刺中神经，若此刻再往深刺，使针尖刺出神经，抽麻胀痛等异常感就会立刻消失。

"或数刺病益剧"，即是说极少数人在针刺数次后，病情有所加重。

这段经文，不仅是中医针刺神经的铁证，而且是针刺神经治病的历史记载。我细品原文，在临床应用了五十多年，患者受益，我也由神经外科医生变成了针刺神经治病，红遍天涯海角的医生，同时改变了中国针刺神经治病的命运，我更感到自豪！

中医针刺神经治病，因理论科学方法绝妙，疗效独特，不仅在火爆发展，而且快速演变着。

之后，针刺神经治病，简称针刺经治病，因其得天独厚，盘根错节，瞬间成为中心，并快速发展。

针刺的穴位数猛增，并特称为经穴，明确告知世人，在穴位处针刺就是刺经。随着在经穴刺"经"的技术不断熟练，刺中经也有了明确标准，就是经气至。

《素问·针解》曰："经气已至，慎守勿失者，勿变更也。"即是佐证。

"经穴""经气至"两个词的出现，使中医针刺治病有了基石和方向，发展演变至当下。如果"经穴"这个词以后有变化，变成"穴位""腧穴""穴会""气穴"等，但经穴针刺治病，始终没有变。就是后来出现的针刺"肺手太阴之脉→肝足厥阴之脉"治病，仍然是在经穴中针刺治病。这是中医针刺经治病中最大的规律和法则。医生记住这一条，不仅会改变命运，而且会终身受益。

"经气至"这个词同样十分重要，后来在此基础上有多种变化，但追求的将是在针刺时突然出现的抽动、抽麻胀痛等异常感。

如变成了"气至""得气""谷气至""气穴""会"，皆是要求出现抽动、抽麻胀痛等异常感。

《灵枢·九针十二原》曰："刺之而气不至，无问其数。刺之而气至，乃去之，勿复针。"即是佐证。

由此而知，在经穴中针刺一旦出现气至，即是刺中经络出现的"以知为数"。因为"气至"和"以知为数"，皆是要求出现抽动、抽麻胀痛等异常感。

明知此理，就可大胆去做。

据"节"选"筋络穴"

经穴一直在变化中，因位于髓旁的"节"与躯肢的筋络交叉，形成三百六十五会，分布在各穴位之中，所以称为筋络穴。

人体常用穴有三百六十五个，因其有相对特异性，每个穴只能对某些病证有较好疗效，所以就出现了选穴的技术和能力。

历代中医学家曾总结出多种选穴经验，长时间应用于临床，获得确切疗效。由此，也出现了名、优、特、要穴和多种歌诀，一直传承、弘扬至今。

我认为，几千年来中医学家们一直研究和应用的选穴经验，有些可归"据节选筋络穴"，不仅简单、实用、疗效确切，而且更加合理。

我现在选几段经文，大家品读后将会有特殊感受。

中医学有名的三焦将人的胸腹分成了"三焦"，大家应用传承了几千年，但也没有能说清三焦的实质。

我认为三焦就是以髓为轴心，将胸腹按节分段的杰出作品。这是早在三千五百年前的科研成果，直到当下仍然似参天大树，屹立在世界医林之中。

《灵枢·背俞》载，"黄帝问于岐伯曰：愿闻五脏之俞，出于背者。岐伯曰：背中大俞，在杼骨之端，肺俞在三焦之间，心俞在五焦之间，膈俞在七焦之间，肝俞在九焦之间，脾俞在十一焦之间，肾俞在十四焦之间，皆挟脊相去三寸所，则欲得而验之，按其处，应在中而痛解，乃其俞也。"

表面上看是在讲背俞，实为论述五脏所出之处，即是说五脏分别出于各焦之间。

古代医家为什么要这么说？不是凭空，而是经科学研究证实的，确切地讲是经过尸解等研究后证实的。

此时，同仁们再回忆"诸筋者皆属于节""节之交三百六十五会"，就会心知肚明，了如指掌。

背俞穴在临床应用中确实对脏腑病损有独特疗效。经过几千年的不断发展，加之临床医学家们不断应用、研究，发展至今背俞穴增加到 20 多对，而且针刺深度不断增加，尤其是 L_2 以下针刺较深，且治疗的病种也不断增加。

其整体的发展和演变就是据节选穴治病的缩影。

有人会说看不出其与筋、筋络有什么关系？有。请细品："皆挟脊相去三寸所，则欲得而验之，按其处，应在中而痛解，乃其俞也。"此论与"以痛为腧"有类似之意。

《灵枢·卫气》曰："请言气街，胸气有街，腹气有街，头气有街，胫气有街。故气在头者，止之于脑；气在胸者，止之膺与背俞；气在腹者，止之背俞，与冲脉于脐左右之动脉者；气在胫者，止之于气街，与承山踝上以下。取此者，用毫针，必先按而在久应于手，乃刺而予之。"

此文表明，两千五百年前中医学家们经过尸解等深入研究，发现人有四街，即"胸气有街，腹气有街，头气有街，胫气有街"，而且发现四街与相关体表有特殊关联。

"故气在头者，止之于脑；气在胸者，止之膺与背俞；气在腹者，止之背俞，与冲脉于脐左右之动脉者；气在胫者，止之于气街，与承山踝上以下"，这些相关联部位就是针刺治疗本街病损的穴位。

"取此者，用毫针，必先按而在久应于手，乃刺而予之"，告知世人，针刺治疗只能用毫针，而且在针刺前必须先用手指按压，手指有索条状物存在，而且有异常感出现，将针刺在其上即可治愈。这段记载与"以知为数，以痛为腧"内容一致。

由此证明，刺筋治病与刺四街穴位治病没有区别。敬请同仁深刻体会其中的奥妙。

还有《灵枢·海论》曰："脑为髓之海，其输上在于其盖，下在风府。"更是精彩绝伦，妙不可言。

中医学家们在三千多年前，通过尸解人脊椎和颅腔，露出脑和髓的连接处，详细研究后才确定"脑为髓之海"。这是天论，更是绝唱，也叫世界唯一。

中医学家们知道脑为髓之海，必然知道髓为经络之海。不然其如何知道"其输上在于其盖，下在风府"。

再说刺筋治病，专家已发现和确定十二筋，就没有想到"脑为髓之海""髓为十二筋之海"。

如此简单一想，随即就可变成"脑为十二筋之大海"，或者会出现"脑筋络系统"。

……

我这样想了，也这样做了，不仅使"脑为髓之海，其输上在于其盖，下在风府"变成了头针，而且使脑为髓之海之后又增加了髓为筋络之海，还特殊构成了"脑筋络系统"。

也由此，我才决定据"节"选筋络穴治疗疾病。

明此理，灵活运用，越用越好！

针刺筋治病，就是最佳据节选"筋络"穴的方式。

古人的经验再结合临床运用，可事半功倍。

如胃病，古人选中脘、足三里穴来治疗，这就是最佳选穴和配方。运用数千年，仍然木秀于林。

刺筋络治百病

中国古代医家创用了刺筋治筋病的独特方法。

我认为筋变成筋络是巨变，刺筋治筋病变成刺筋络治百病是奇变。

其使中医刺筋治筋病汇入中国针刺治病巨流之中，也是纳川成海、海纳百川之举。更是中国医家创用针刺神治病，五千年来滚滚向前，从"神"变成神经、经、经脉、经络、筋、会之后，又一次演变出筋络，所以我称为奇变。更奇怪的是这些所变之物皆归髓属脑。

另外，经穴的名称虽有诸多变化，但在穴位中针刺出现气至、得气，或者说出现抽动、抽麻胀痛等异常感的要求没有变。所以，刺筋络治病已成必然。

关于针刺治病，有很多记载。

《灵枢·终始》曰："凡刺之属，三刺至谷气，邪僻妄合，阴阳易居，逆顺相反，沉浮异处，四时不得，稽留淫泆，须针而去。"

《灵枢·九针十二原》曰："今夫五脏之有疾也，譬犹刺也，犹污也，犹结也，犹闭也。刺虽久，犹可拔也；污虽久，犹可雪也；结虽久，犹可解也；闭虽久，犹可决也。或言久疾之不可取者，非其说也。夫善用针者，取其疾也，犹拔刺也，犹雪污也，犹解结也，犹决闭也。疾虽久，犹可毕也。言不可治者，未得其术也。"皆是佐证。

以上仅为我读中医针灸经典医著的一些感悟和临床实践体验的随笔，敬请方家探讨和高人指点。

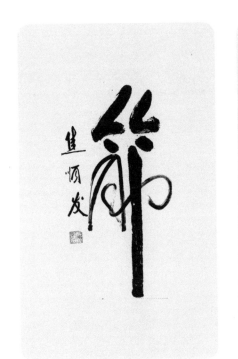

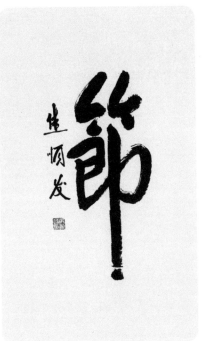

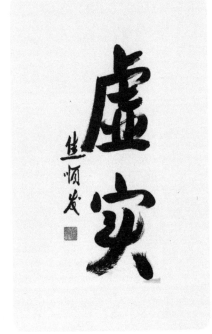

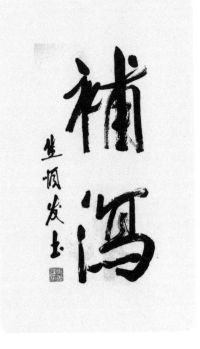

破千古针局

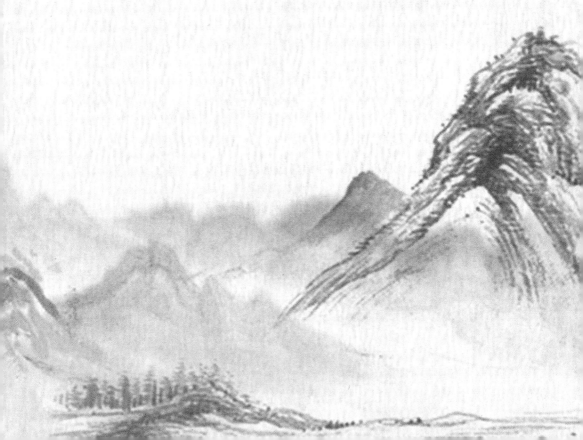

刺神治病起源于上古，治疗多种病损均获得确信疗效。因其方法简便、经济、安全、实用，深受广大医生的热爱和患者的欢迎，一直传承弘扬，历经数千年的发展和演变直到当下，仍然是中医临床针刺治病的常用方法之一。

此间，应用的人多，研究的人少。很多人还不知道当代中国针灸学所处的困境和艰难。因为到目前为止，刺神治病的精髓和核心依然尘封在中医针刺治病经典医著中。

《针灸甲乙经》问世前后，针刺治病发生了惊天动地的大变动，由此也形成了千古针局，至今无人能破，所以中国刺神治病的精髓和核心依然尘封其中。

早在半个世纪前我就发现了千古针局，并研究、应用、破解、传承。我发明的头针即是佐证之一。

因我是局外人，又是普通人，我的言行常被人淡化，或不以为然。现在，我已是耄耋之年，趁此机会我一定要捅破千古针局这个谜，不然刺神治病会继续失魂落魄、举步维艰。

也只有彻底打破千古针局，才能使刺神治病复活，再创辉煌，造福人类。

现破解于后，敬请方家探讨和高人指点。

千古针局

　　《灵枢·九针十二原》和《灵枢·经脉》即是"千古针局"。其问世足有一千八百年，历代针灸学家皆在研究、应用。其中有精彩绝伦的妙招，也有特别变化的大招，走棋的人皆认为是绝妙之极。随着时间的推移，大家会看得更加清楚，事情也在调整中不断前行。

　　历经约一千八百年之久，中医人应该认真思考，抉择如何传承并弘扬，这是关乎刺神治病生死存亡的大事。

　　其实，《灵枢》篇皆是"奇局"，只要能破解，都可入局成大事。

　　再往大了说，《灵枢》《素问》《难经》《针灸甲乙经》都是中医刺神治病的文献库，又是表演绝技的大舞台。只要能看懂、会运用，就会有新发现、新成果。

　　历史的前进，社会的进步，皆是不断纠正错误的过程，更是先进代替落后的变化过程。

　　中国的"千古针局"也该有个了断了！

开始认识针刺治病

1969年春夏之交，我被安排到稷山县马村服务，其间不让我上手术台，取消我的处方权。我当时特别沮丧和失望，甚至有了轻生的念头。

但瞬间我就打消了这个想法，因为我正值大好年华，不仅会开颅做手术，还熟练掌握了对神经系统的特殊检查和治疗方法，我要好好活着，用这些知识和技术为患者解除病痛。

再说，事情都有两面性，虽然当时困难重重，但是稷山、万荣、河津等地的患者都知道我会开颅，少数人还称我是神医，很多患者特意从外县来让我治病，在县医院找不到我，就找到马村家里。

患者渴望我给他们治病的眼神和心情深深打动了我，我当时就下定决心，要克服困难为他们看病。

在农村没有条件做手术，开药又没有处方权，到县医院也取不出药，所以我要想办法给患者看病。俗话说活人不能被尿憋死。

我想到，中医可以通过针刺治病，我为什么不用？但谈何容易，其中有理论还有针技，学问很深。

《灵枢·经筋》曰："以知为数，以痛为腧。"我看不懂"以知为数"，查询了相关白话解为以病愈为针刺次数的限度。看后我更不解了。

我想，中医有穴位，在穴位上扎一针看会有什么反应，我想体验一下。我是神经外科医生，会开颅做手术，完成此试验易如反掌。我

072

决定针刺右侧合谷穴，亲自体验一下。

试验过程中出现了胀感、抽动、抽麻胀痛等异常感觉，我判断这是针刺在右侧桡神经合谷穴处的分支上导致的，不知对错，只能在临床实践中验证。

我在针刺穴位时，患者出现抽动、抽麻胀痛等异常感时，会有明显的反应，还会说："有了！好了！"老患者还常说："对了！"而且针后常可获得确信疗效，也由此我用针刺方法治疗的患者越来越多。

关于针刺治病，我仅研究和应用了"以知为数"，就改变了我的命运，并给了我新的生路。

发现"脑为髓之海，髓为十二经之海"

早年我发现了中医有"脑为髓之海，髓为十二经之海"，当我说出来后却成了笑话，被议论纷纷。

有人说我脑子坏了，竟然说中医有"脑为髓之海，髓为十二经之海"。

有人说："不要听老焦胡说！我们不知道，也根本没见过。"

真难！说什么都不对，怎么说也没有理。但我坚信，并一直传承、弘扬至今。

这要从头说起，才能说清。

仍是在马村的土炕上，小油灯下，晚上我翻看《灵枢》，在翻到海论篇时我停住了，中医怎么还有"海论"？中医和海有什么关系？我一定要看看，了解一下。

在我第一次看到"冲脉者，为十二经之海，其输上在于大杼，下出于巨虚之上下廉""脑为髓之海，其输上在于其盖，下在风府"这两段经文时，就镌刻在了我的脑海中，而且形成了特殊的概念：中医有脑为髓之海和髓为十二经之海。这就是典型的"脑髓十二经系统"。这是两千五百年前的事，当时还没有西方医学，因为《希氏文集》还未问世。

再说，其不仅是这两句话，还形成针刺治疗疾病的特殊选穴经验。

脑病在头盖部选穴治疗，而十二经之病，在大杼到巨虚之上下廉选穴治疗。

有人会说，只有"冲脉为十二经之海"，没有"髓为十二经之海"。

原文是没有"髓为十二经之海"，敬请各位想一下，冲脉位于胸腹之内，十二经位于四肢。两者只有在髓交叉才能形成十二经之海。所以，我说"髓为十二经之海"。

过去常听说"内连脏腑，外络肢节"，但不清楚在什么部位进行连接。其实，就是在髓进行连接的。

细品其中的内容，更是精彩绝伦，妙趣横生。如"脑为髓之海，其输上在于其盖，下在风府"。

"脑为髓之海"，看似很普通的五个字，实为中国古代医家尸解人体的脊骨和颅腔，彻底暴露脑和髓的连接处，认真研究后得出的科学结论，也称伟大发现。"其输上在于其盖，下在风府"，是说治疗脑病的穴位就在头盖部，下缘在风府穴。

只有结论，没有为什么，研究的人少，能说透的人更少。我当然也是一片茫然。因为中医学不仅有脑、有髓，而且还特别指出绝对不能针刺，一旦误刺，可能导致损伤甚至死亡。

《素问·刺禁论》曰："刺头中脑户，入脑立死。""刺脊间中髓为伛。"即是佐证。

但是，针刺头盖部穴位可治疗脑病，真是妙不可言。

我认真研究，并将中西医知识深度融合，终于在1971年3月18日我发明了头针，蛹化成蝶，破茧而出，并且在风雨中狂奔向前五十年，飞针刺入，瞬间出效，为患者治疗病痛。

之后我还据此发明了节针，现在仍在风雨中前进。有些话一时半会对那些老脑筋、死脑筋、脑筋不会拐弯的人说不清，因为他们坚守针刺《灵枢·经脉》的"十二脉"治病，并认为其是正确的，所以任何其他理论也听不进去，也不明白。

我今天给大家讲《灵枢·海论》之事，就是要教同仁在局外"破局"的妙招。

大道无门，讲的也是这个道理。

体表感传的研究和发现

早在 20 世纪 50 年代，我国针灸学就开始应用"肺手太阴之脉→肝足厥阴之脉"，同时配有体表线，且认为这种线就是人体十二脉的循行线，其中胆足少阳之脉等多曲折、多死角。临床通过针刺这些线上的穴位，以治疗沿线的病损，特将其称为循经（十二脉）取穴。

当时我不太懂，只是看到有些线比较曲折，并多死角，穴位多分布在死角上，如胆足少阳之脉就有 20 多个死角。我很迷茫。

也正好我宿舍同住的就是中医科的主任。

我说："黄主任，人体的胆足少阳之脉的体表循行线上为什么会有这么多死角？"

他笑着跟我说："我也不知道，书上这样画的，老师也是这样讲的。"

我又问："怎么能证明呢？"

他说："简单！我在临床治疗疾病时，有的患者针刺后能出现条状感传。"

他又补充说："你不是中医，永远也不会明白这些。"

中医科主任竟然用这么小的事把我逼到了墙角，几乎没有退路。我当然不会就此结束，而是要弄个水落石出。

我通过查书、看资料终于明白了，书上用的十二经最早来源于《灵枢·经脉》，而且清楚了穴位多分布在死角，是因十二脉上针刺治病的穴位很少，就展开了穴位归经（脉）。从杨上善、王惟一，到《十四经发挥》，约一千多年才将全身常用的 300 多个经穴归到十二经（十二脉）。这些经穴的连线即形成多曲折、多死角的特殊线，我曾多次撰文证明人体根本没有此线。

中国古代医家们用微（毫）针针刺入躯肢的特定部位，能出现抽麻胀痛等异常感，这是一项伟大的发现，也是科研成果。其不仅探知人体有感知系统，还确定了将针刺中时可出现抽麻胀痛等异常感。

我针刺自身合谷穴出现了抽麻胀痛感及抽动，证明是刺中躯肢（周围）神经后出现的异常感觉和特殊抽动反应。

更可贵的是，少数患者在针刺时还可出现从针刺部位开始的条状异常感，并沿特殊方向前行，多数可重复。

古代部分医家认定其为经络现象，故也称经络感传。

但是西医不承认，中医找不到实质，一直在研究和争论之中，我对条状感传很感兴趣，想进一步研究。但因针刺时患者有痛感，且出现率又低，故很难进行。

我反复用火柴头压迫内关穴和三阴交穴及水平点，皆可诱发出条状感传。此方法简单，受试者也没有痛感，于是我决定用此方法进行大样本普查，分析结果并总结规律。

1973—1974 年，我在稷山县 100 多个农村，进行了 6 万人的大普查，对患病者用头针或体针治疗，并进行观察，因普查和治疗相结合，故试验开展很顺利，且有重大的意外发现。

在 6 万人中，条状感传阳性者共出现 3120 人，占普查总数的5.2%，条状感传的长度超过一个关节者为阳性，部分患者可超出两个关节或更长，分别弯向胸前和肩后达颈椎旁，下肢可到腰腹或更长。条状感传仅在肩和腰骶部有弧形弯曲，很少看到有死角、折线。

惊喜和特别发现有很多。

沿条状感传线可伴有痛觉过敏带、痛觉减退带（麻木带），此范围常超越感传线的长度和宽度，有些可弯向胸前或肩后达大椎穴附近，部分测试者还可出现多种感觉障碍带，严重者可完全消失或基本消失。如痛觉，可针刺内关透外关，完全无痛感，用火灼皮肤完全无烧灼感。角膜反射消失，鼻腔黏膜刺激反射消失等。可持续数分钟、数小时，长者可持续一个月才能完全恢复。

这类发现，特殊而奇妙，我激动地将重点都记录成电影。

在痛觉敏感人群中，有的人仅在感觉区上 2/5 进行针刺，留针 30 分钟，即可出现对侧半身多种感觉障碍。其中一例在针刺后对侧半身多种感觉障碍的第 7 天，行左面部瘢痕切除整形术，我特意缓慢切开皮肤，整个手术过程患者完全无痛感。几天后拆线时痛觉还未恢复。

……

我说的这些，很多人没有听说过，也没有见过，因此很多人都不相信。

敬请观看历时两年完成的真实纪录电影《带状感传》和《神奇的针刺麻醉》❶。

细细品味，就会体会到其中的现象奇妙无穷，且真实可信！特别是脑、大椎附近与多种感觉异常带的关系，就知道脑、脊髓与感传线、痛敏带、痛觉减退带、多种感觉障碍带有特殊关联。

说来也怪，在认定感传与经络现象的关键时刻，湖南马王堆出土了《十一脉灸经》，分为《阴阳十一脉灸经》《足臂十一脉灸经》，证明条状感传即是经络现象。

---

❶ 视频已更新至网络，读者可通过扫描文前二维码，关注出版社中医官方微信"医林求效"，后台回复"焦氏头针"，即可获得视频下载观看。

我兴奋，激动，更自豪！中国古代医家就是这么优秀！

其是十一条，不是十二条，证明中国古代医家认识经脉的过程就有"十一"和"十二"之别。再聚会于脊椎旁，但针感仍较差。

在电影《带状感传》中，宁某出现多种感觉异常带，均积聚于颈椎，并以大椎为中心。

我目睹过，患者上肢和下肢的多条感觉异常带汇聚于颈椎的奇妙景观。

《针灸甲乙经》曰："大椎，在第一椎上陷者中，三阳督脉之会。"意思是说，大椎穴在第一椎上陷者中，即第七颈椎棘突上陷者中。"三阳督脉之会"，即是说三条阳经和督脉之会，督脉位于大椎穴之下的脊骨空里，现代医学神经解剖证明，此处是颈膨大，也是上肢神经交会之处。

当我读到这段经文时，特别感慨、激动，同时也很自豪，也进一步感受到了中国古代医家的智慧和科学研究精神。

从马王堆出土的《十一脉灸经》到《灵枢·海论》"冲脉者，十二经之海"，再到《针灸甲乙经》"大椎，在第一椎上陷者中，三阳督脉之会"。

再看看我在 1973 年发现上肢感传线、感觉异常带升到颈椎旁大椎穴上下，这些不仅是不断探索发现的过程，更是认识从量变到质变的过程，而且是跨越式大发展。因为这些不仅对认识人体经络实质奠定了物质基础，而且对神经的痛觉生理、脑器质性损害的研究，皆有重大价值。现象是丰满的，理念是先进的，但现实是骨感的。

因为，我只是普通人，虽有大量患者参与试验，并有实录电影，但推广普及起来仍困难重重。认知不同，乐呵前行！前进的历史总会不断被纠正错误，然后继续前行，先进不断代替落后，因穴位归经使穴位连成的多曲折、多死角的线终要在中国针刺治病中被删除。

为什么我 50 年来一直坚持这样讲呢？因为我是中国人，发现问题、解决问题，我要让全世界的人都知道，针刺治病起源于中国，发展于中国。

敬请方家细品和高人指点。

脑性感传

我在上一节谈到感传线和感觉异常带的相关情况，特别是按压四肢远端，使感觉往腰腹和胸肩传达，到达颈椎旁大椎上陷的周围，这使我想到了体表感传和感觉异常带与脑的关系。为进一步验证和确认其与脑的关系，我特别决定用特殊方法刺激脑，看是否能诱发出感传线或感觉异常带。

这个想法和举动，皆是前无古人，难度可想而知。

只有一条路容易走通，即治疗脑病和诱发脑性感传同步进行，不然极为困难。

终于在 1977 年，我成功总结出于颈动脉滴注药液治疗脑血管疾病的新方法。在治疗脑病的基础上，顺便观察诱发、脑性感传并进行其他研究。不仅成功诱发脑性感传、感觉异常带，并成功治疗脑病后引起的感觉异常带。

我于 1980 年将诱发脑性感传、感觉异常带和治疗脑病后留有感觉异常带的方法和典型患者进行实况电影记录（《脑性感传》），现仍存于我的资料库备用。

多年来，我不时观看和研究其中的现象和治愈的患者，每次都有新感受。

在颈动脉滴注药液成功诱发出脑性感传，初步证明脑部是经络感传现象的发源部位，对研究经络实质颇有意义。

我对此感到兴奋、激动、感慨！因脑为经络感传现象的发源部位，使经络有了"脑"，也就变成了脑经络系统，对认识中医经络不仅有质的影响，还能带来跨越式发展。

【病例回顾】

张某，患脑血管疾病，右侧偏瘫。在左侧颈动脉滴注药液治疗，滴注 3 分钟后在左侧胃经循行线上出现蚁走感，约 3 分钟循行完。

袁某，左侧偏瘫。滴注数分钟后，约有 0.5 厘米宽的蚁走感，从胸前起直至左手指尖，共循行 8 次。

薛某，左侧偏瘫 16 天。于 1980 年 12 月 28 日行右侧颈动脉滴注治疗，3 分钟后从左锁骨下起，经上肢内侧上缘到指尖，又在左锁骨下沿躯肢、下肢前到脚尖，共循行 11 次。滴注停止后继续循行了 2 次。

闫某，从 6 米高处摔下，致脑部受伤昏迷，清醒后右侧偏瘫，鼻唇沟变浅，上肢和手部活动障碍，行走时偏瘫步态明显。全身痛觉正常，用测痛针微叩即有明显痛感。于 11 时 12 分行左侧颈动脉滴注治疗，每分钟 0.5 毫升，持续 3 分钟，右上肢内侧中间有约 0.5 厘米宽的蚁走感传到中指尖。约 5 分钟后用测痛计测痛觉，全身出现多条痛觉减退带，分布在双侧心包经、三焦经、膀胱经等。用测痛计详细测试，给 500 克压力，使针尖刺入皮肤，完全无痛觉，2 小时后全身痛觉完全恢复正常。

尚某，左侧肢体麻木 2 年多，左侧鼻唇沟变浅，左半身有 2 条痛觉减退带，宽 3～5 厘米。在此带用测痛计给 500 克压力皆无痛感（有时针尖已刺入皮肤），此带以外痛觉正常，微叩刺或用测痛计轻刺即有痛感。于右侧颈动脉滴注药液，持续治疗 30 分钟后，患者左半身活动灵活有力，全身痛觉恢复正常。痛觉障碍带完全消失。在治疗的第 55 天随访，患者左侧肢体活动灵活有力，痛觉也完全恢复正常。

40年前的黑白电影实况记录回忆结束，但我久久不能平静，继续陶醉在其中。人生如茶需慢品，不在沉默中爆发，就在沉默中消亡。

正当中医人拼命寻找经络陷入困境之际，我成功地诱发出了脑性感传、多种感觉障碍带，且彻底治愈因脑病引起的痛觉减退带。其不仅确认了脑为感传线、感觉异常带的起源部位，而且开启了脑和经络相连的新时代，也架起了研究经络通往脑的金色大桥。

按理说，这是天大的好事，也是千载难逢的喜事。但遗憾的是，有些人不理解，更有一些人高举针刺"肺手太阴之脉→肝足厥阴之脉"治病的大旗奋勇向前，并说其源于《灵枢·经脉》是真传，是正道，只能传承，不许改动。

由此，不仅淡化了脑性感传，也使其尘封在我的书文和资料库中。

一晃40多年过去了，此时我再次论述脑性感传，希望能碰上慧眼识珠的中医高人，能将其用在刀刃上，促使中国刺神（神经、经）治病再创辉煌，为民造福。

品读《灵枢·经脉》

《灵枢·经脉》出于高人之手，精彩绝伦，妙不可言，被人们称为千古奇文，受广大中医人喜爱和敬仰。

特别是文中的"肺手太阴之脉→肝足厥阴之脉"，大家不仅熟知，而且在早年已确定在此针刺可治病，并行穴位归经，受众人传承、弘扬直到当下。目前国内、美国及欧洲等传的就是这种针刺治病方法。

按理说，其是原根、正道，本应红得发紫，但因现在拿不出证据，使其失魂落魄，举步维艰。

天雨虽宽，不润无根之草。我深度剖析后发现问题可能出在《灵枢·经脉》。

文章中确实有"肺手太阴之脉→肝足厥阴之脉"，粗看似倡导针刺以治病，细品后却发现另有深意。其真正目的是告知世人，"肺手太阴之脉→肝足厥阴之脉"是人体脉的别称。过去曾有过此说法，但深度研究后发现，人体没有"肺—肝"循行的结构和功能，真正脉循行，最后修正为"少阴者，心脉也；心者，脉之合也"。

另外，《灵枢·经水》曰："经脉者，受血而营之。"

《灵枢·营气》曰："营气之道，内谷为宝。谷入于胃，乃传之肺，流溢于中，布散于外。精专者，行于经隧，常营无已，终而复始，是谓天地之纪。"

皆是人体脉循行的高论，也符合"心之合脉也"之大论。再者，因"心之合脉也"而形成了"心脉络"系统，中国医家因此也发明了"指按脉动诊百病"的方法，使中医脉诊成为科学诊病方法。

如果坚持"肺手太阴之脉→肝足厥阴之脉"的循行，"指按脉诊病法"就会荡然无存。

关于此事，早在《难经》中就有明确表态，并已彻底解决。

《难经》曰："十二经皆有动脉，独取寸口，以决五脏六腑死生吉凶之法，何谓也？"

句中的"十二经皆有动脉"一语道破天机，此说使"肺手太阴之脉→肝足厥阴之脉"寸步难行。

此时，可能有人还是听不明白，认为我说的这些离题太远，我再举个例子大家就会清楚。如果你非要坚持用针刺十二脉治病，干脆就用《针灸甲乙经》中的"十二经脉络脉支别第一（上）和（下）"即可，何必还绕弯子用《灵枢·经脉》的"肺手太阴之脉→肝足厥阴之脉"呢？

问题就出于此！

《针灸甲乙经》先问世，其在卷二出现了刺"十二经脉络脉支别第一（上）和（下）"。这是《针灸甲乙经》首次将《灵枢·禁服》中的"凡刺之理，经脉为始，营其所行，知其度量，内刺五脏，外别六腑……泻其血络，血尽不殆矣"与"肺手太阴之脉→肝足厥阴之脉"进行拼接，形成了特别的针刺十二脉治病。

这就是问题的开始，也叫起因。因为人体没有"肺—肝"循行的结构和功能，也根本没有"肺—肝"体系，所以针刺十二脉治病是错误的认识和决定。

这是中国针刺治病中关乎其生死存亡的大事，必须立刻启动，认真、彻底解决。其中《针经》中多篇作者的徒子徒孙皆是主力。

精心策划，认真编排，经过艰难、曲折复杂的过程，最后形成了《灵枢》。特别编排了首篇《九针十二原》和《经脉》，形成了千古针局。

古代医家是智者，更是高人，他们不仅知识渊博，更是德高于人，撰文写书时，多用摆事实、讲道理的方法将事情说透，但不点破，而是让读者有思考的空间，其中也有门派之间还留一手，也叫绝技，写书的人心里清楚，徒子徒孙心领神会，其他人和别的门派就难说了。

《灵枢》问世后，九针十二原篇和经脉篇红得发紫，并成为惊世奇文。也由此，《灵枢》和《针经》共存了约两百年，随后《针经》彻底失传，完全被《灵枢》代替。这是惊天大喜事，中国刺神治病由此回归正轨，并快速发展。

然而，天有不测风云，医家又抉择了针刺《灵枢·经脉》中的"肺手太阴之脉→肝足厥阴之脉"治病，并且说干就干，而且是破釜沉舟的大干一场。

因十二脉上可用于针刺治病的穴位很少，所以就进行了穴位归十二经脉，简称穴位归经。历经杨上善、王惟一、滑寿（《十四经发挥》）等，约千年之久，将全身300多个穴位皆归到十二脉上，然后将各条脉上的穴位用线连起来，有些即形成多曲折、多死角的特殊怪线，并认为这些即是经络（经脉）体表线。如胆经，就是典型。

还有很多怪事，容后详述。

中医学家们想用针刺十二脉治病，可直接选《针灸甲乙经·十二经脉络脉支别第一（上）》，既简单，又实用，何必要选《灵枢·经脉》的"十二脉"呢？

在这里我首先告诉大家，《灵枢·经脉》是要告知大家，十二经脉就是十二脉。其无循行的结构和功能，所以在人体根本没有"肺手太阴之脉→肝足厥阴之脉"的循行，千万不能选针刺"肺手太阴之脉→肝足厥阴之脉"治病。为此，经精心策划特别编排了《灵枢·经脉》。

文中特别插入的两段经文，值得细品和深究。

《针灸甲乙经·十二经脉络脉支别第一（上）》曰："雷公问曰：禁脉之言，凡刺之理，经脉为始，愿闻其道。黄帝答曰：经脉者，所以决死生，处百病，调虚实，不可不通也。肺手太阴之脉……肝足厥阴之脉。"

《灵枢·经脉第十》曰："雷公问于黄帝曰：禁服之言，凡刺之理，经脉为始，营其所行，知其度量，内刺五脏，外别六腑。愿尽闻其道。黄帝曰：人始生，先成精，精成而脑髓生，骨为干，脉为营，筋为刚，肉为墙，皮肤坚而毛发长。谷入于胃，脉道以通，血气乃行。雷公曰：愿卒闻经脉之始生。黄帝曰：经脉者，所以能决死生，处百病，调虚实，不可不通。肺手太阴之脉……肝足厥阴之脉。"

敬请各位认真阅读，细品其中的绝妙，即可领悟《灵枢·经脉》作者的智慧高深，编排的精彩绝伦。

特此告知同仁，《灵枢·禁服》描述的经脉就是人体能营全身的脉。其中特别插入的"人始生，先成精，精成而脑髓生，骨为干，脉为营，筋为刚，肉为墙，皮肤坚而毛发长。谷入于胃，脉道以通，血气乃行"，是两千五百年前中医界的重大发现，更是有价值的科研成果。

"人始生，先成精"，即是说人生成先是男女性交，形成受精卵，简称"精"。"精成而脑髓生"，即受精卵很快变成了人胚胎的"脑髓"，然后变成人的胚胎。骨、脉、筋、肉、皮肤仅是躯肢的部分组织和结构。

此研究只有成果，没有说方法，实际特别难！因为人的胚胎太小了，特别是受精卵和脑髓的胚胎，很小，人的肉眼根本看不见。中医为何研究和发现仍然是个"谜"，难道当时中国还有放大镜？真是说不清。

再说"谷入于胃，脉道以通，血气乃行"，一般人看不懂，也不理解，是人体血液流动供给全身"营"的最高论断。

"谷入于胃"，即指新生儿出生后开始呼吸，奶水进入胃的实况。

"脉道以通，血气乃行"，即是说人体的血液循环才真正开启，此时血气才开始真正流通。此处的"血气"特指带氧气的有营养物质的血液。

此结论和认识，在时过两千五百年的当下仍然是木秀于林。

敬请各位认真想一想，在这种认识基础上，在这样的背景下，谁还会选择针刺"肺手太阴之脉→肝足厥阴之脉"治病。

《灵枢·经脉》在历经约一千八百年的风雨变迁后，依然似参天大树屹立在中医经典《灵枢》中，警示着后人，一定要慎重选择针刺经脉治病，千万不能再选针刺"肺手太阴之脉→肝足厥阴之脉"治病。若执意应用，将会失魂落魄，再陷困局。

认知不同，乐呵前行。时间是最好的裁判，历史也在不断验证。

刺中"神、机"获奇效

中国古代医家约在五千年前即开始探索针刺"神、机"治病，其中高明者能刺中"神、机"获得奇效，但在当时，只知道刺的是神秘和要核物质。因方法简便易行，疗效确切，深受广大患者和医生喜爱，经深入研究，得到了快速发展、演变。

"神、机"位于躯肢的深层，表面看不见，治疗过程中更看不见是否刺中。但高明的医生有判断是否刺中的标准和方法，若在针刺时患者突然出现明显异常或特别反应，即表示已刺中，此后常可获得确信的疗效。

早年的发现和感受留传下来的比较少，但还是有迹可循。

我小时候在老家，常听人说"神气""小气""大气"等，当时不理解，自学针刺，知道刺"神、机"治病后，才恍然大悟！

我认为这些绝对不是凭空而来，而是早年刺神治病时出现的特殊感受和反应，称为神气。而且出现的神气有大和小，较大的称为大气，较小的则称为小气。中医学家常用这些特殊表述，不仅传到了普通人群中，而且融入了血液中，变成了口头语，流传数千年。

此外，刺中神称"气针相逢""数次乃知"等。（《灵枢·行针》）

随着刺神治病的广泛应用和深入研究，古代医家对神有了进一步认识。如发现被刺的神，用手指按压有痛感，并且可用手指摸到有索条状物，称其为经。这时神即变成和经的混合体。此时神也出现了

"神""神经""经"三种不同的名称。

《针灸甲乙经·针道》曰："形乎形，目瞑瞑，扪其所痛，索之于经，慧然在前，按之弗得，不知其情，故曰形。"即是佐证。

特别是"神经"这个名称在当时，不仅中医界耳熟能详，还传到了普通人群中，印在人们的脑海中，融入血液中，并形成口头语，广为传颂和应用。

人们常说的"神经""神经病""神经错乱"，是哪里来的？肯定是从中医学中而来。这件事情我已说了很多年，但很少有人能听进去，相信的人更是少之又少。

之后仍在不断变化，因为说"经"的人越来越多，慢慢就变成了"经"。后来因为"经"有得天独厚的条件，成了中心，并快速发展了起来。

"经"的发展是全方位、多角度的大发展，而且自成体系，有些人认为这就是中国针刺治病之源，或者说是正根。实际上，经在明，神在暗，神、经混合力冲天。这一点我看得很透彻，经一旦离开了神，就什么也不是，什么也做不成。

经盘根错节，神的精髓直冲天。神、经混合体就像是参天大树，屹立在世界医林之中，枝散叶茂，花儿朵朵。

现在我分别进行论述。

一、经穴

经穴，也称神穴、神经穴。

经穴，一词在中医学中已使用了四千年，直到当下及以后还会使用，会一直传承、弘扬，直到永远。

经穴是宝，为中医学独有，也是历代医家针刺经（神、神经）治病的铁证，或称证据链。

经穴，即刺经的部位，因为刺经特称"经穴"。

经穴探索约有五千年，真正开始应用也长达四千年之久，一直到当下，从未停止过，包括抉择针刺《灵枢·经脉》中的"肺手太阴之脉→肝足厥阴之脉"治病，使用的仍然是针刺经穴治病。

经穴从无到有，从少到多，从多到优，一直在不断发展、变化。每一个经穴都有自己的故事和传奇，都是医家在临床实践中不断探索才发现的，并经后世医家应用、传承、弘扬。名、要、特、优穴就是典型的常用穴。

约在三千年前，已有常用经穴 365 个。

《灵枢·小针解》曰："节之交，三百六十五会者……"即是佐证。

经穴的数量，随着医家的不断发现而增加，至今已有 2000 个，因为穴位归经皆变成了经外奇穴。如果有人认真筛选和应用，最少可保留 665 个，肯定有人会做这件事。

人体经穴数量是不固定的，一直在变化。保留和应用的永远是名、要、特、优穴。

高明的医生，不仅知道和应用的经穴较多，而且用得活、用得好，这叫经验，也是本事。人们称应用针刺治病的医生为有手艺的人，或凭本事吃饭的人。在老家，人们常说，"医生门前过，请到家里坐，有心不理他，还是冷热货"，说的就是这个理。

每个医生都应记住，经穴就是自己的命根子，千万不能离开它。其不仅可以改变你的命运，还可以决定你的人生。

横着看没有感觉，竖着比即一目了然。

《灵枢·背俞》曰："黄帝问于岐伯曰：愿闻五脏之俞，出于背者。岐伯曰：背中大俞，在杼骨之端，肺俞在三焦之间，心俞在五焦之间，膈俞在七焦之间，肝俞在九焦之间，脾俞在十一焦之间，肾俞在十四焦之间，皆挟脊相去三寸所，则欲得而验之按其处，应在中而痛解，乃其俞也。"

《灵枢·九针十二原》曰："黄帝曰：愿闻五脏六腑所出之处。岐伯曰：……节之交，三百六十五会。知其要者，一言而终，不知其要，流散无穷。所言节者，神气之所游行出入也，非皮肉筋骨也。"

再看《针灸甲乙经》与《针灸资生经》中的背俞穴，到当代医家应用的背俞穴和治疗疾病的经验，我们就会知道经穴不是孤立的，而是系统性的大学问。

我们不仅要好好学、认真用经穴，同时其也是我们一辈子要练的硬功夫。

二、经气至

经气至，也称神气至、神经气至，其是大论，也是大事。

《素问·针解》言："经气已至，慎守勿失者，勿变更也。"即是佐证。

经气至也是神气至、神经气至，因为三者皆为同一种物质，只是名称不同。在穴位刺中经后出现的气至，特称为经气至，其有特定的含义，说起来容易，做出来难，做好更难。

每个穴位表面上看都差不多，但要刺出气至却各有不同，必须熟悉后才能做出。这是过硬的本事，更是精准刺的技术。

古人有"经气至"之说，后来发展演变为气至、得气、中气穴，之后还出现了谷气至等，不管名称怎么变，但针刺出现经气至的现象和反应始终没有变。

总的来说，在针刺时患者突然出现的酸麻胀痛等异常感。我的体验和自身针刺实验证明，可出现抽动、抽麻胀痛等异常感。

有经验的医生在针刺时，若刺中经（神、神经），除患者有异常感外，医者持针的手指会感到针尖突然变得沉涩紧，或似"鱼吞钩饵之浮沉"，实为局部肌肉突然收缩，使针尖处阻力增加，有往下沉之感。

这些都是数千年来中国医家们针刺神、神经、经，以及经的变异体经脉、经络、筋、筋络、会出现的特殊和珍贵现象。

这是中医学唯一发现的奇妙现象，没有之二。其证明被刺的神、神经混合体、经和经的变异体，皆是人体感知体和运动物质的部分，使其立刻出现明显异常感觉和抽动。

医学界没有人做过此类实验，唯1780年伽伐尼做动物实验时，其学生无意中将带电的刀片触碰到尸解后露出的蛙腿神经时，蛙腿立刻抽动了一下。研究结果证明，电刺激神经可引起蛙腿抽动，这一突然的抽动，结束了盖伦脑室中水样液体传递感觉和运动信息的假说，这是西方医学的历史，更是事实。

今天我给大家讲的经气至，知根知底，而且从源头说起，用针刺人躯肢的神，可出现神气，在变成经还可出现经气至。其结果就会出现相同的异常感，并获得确信疗效，这不仅是伟大的发现，更是伟大的发明。

中国医学家们传承、弘扬了五千年之久，直到当下，仍然一枝独秀，令世人刮目相看。

当然，经气至的发展也不是一帆风顺的，其在前进过程中不仅有暴雨，还有狂风。部分医家还迷失了方向，沿着邪路狂奔向前。视补虚证、泻实证的针刺方法为宝，大力倡导、弘扬。

特抉择针刺《灵枢·经脉》中的"肺手太阴之脉→肝足厥阴之脉"治病，势如破竹，长达一千五百年之久，直到当下。

然而在此过程中，表明看是针刺十二脉治病，实为在经穴中针刺经、神、神经治病，因为在穴位中永远只能刺经，出现经气至，获得确信疗效。《针灸资生经》即是佐证。

后学们的临床实践也一直在证明，包括当代的一些大医学家们，他们依然是针不离经穴，以经气至为目的。这也是他们的真本事，更是生存之道，不然早就失业了。一些在国外发展的中医人，不仅吃尽了苦头，而且一言难尽，不知所措。

我讲的这些不只是为了个人的安危，而是关乎中医刺经、神、神经治病的大事。

一个人在前进中不断战胜自我，对错只能交由时间和历史来证明，并且我也相信历史会证明我说的话的正确性。

现在，我只想说说个人的感受和看法，不管别人怎么看、怎么说，我都会一直坚持走下去。

能传承并弘扬刺经、神、神经治病的精髓和灵魂，我死而无憾，而且感到自豪！因为，我做了中国人应该做的事。

三、脑经系统和变异系统

刺经治病问世后，经临床实践和深入研究逐步形成了脑经系统。最有名的是十二经，红透了中医界，也震撼了普通人。

之后，发现了奇经，位于脊骨空内，即脊椎管内，医家将其称为督脉。还发现了任脉、冲脉、督脉者，"一源而三歧"。（详见《素问·骨空论》王冰注解）

继之，发现了"冲脉者，为十二经之海"。随着"脑为髓之海"的问世，"髓为十二经之海"也成为自然。

至此，脑经系统的框架已形成，不仅对研究刺神、神经、经治病有了物质基础，而且使刺经通过调节平衡治病成了现实，否则经穴、经气至皆为纸上谈兵。如果没有脑髓，那么什么也不会出现，更不会发生。

这仅为开局，也叫序幕，以后经的变异体：经脉、经络、筋、筋络、会皆归髓属脑。

这是天大的发现，也可称为绝妙的规律！

虽难以置信，但却是千真万确。如"经"变成"经脉"，随之"十二经"也变成"十二经脉"，又出现了督脉统督全身经脉，在风府入属于脑。由此形成了脑经脉系统。

"经脉"变成"经络"，随之"十二经脉"也变成了"十二经络"。据"脑为髓之海"，出现了"髓为经络之海"，由此形成了"脑经络系统"。有人会说"髓为经络之海"是无据之谈，我当然有证据，《针灸甲乙经·奇经八脉》所说"冲脉任脉者，皆起于胞中，上循脊里，为经络之海"，即是佐证。

再变成"筋"，随之"十二经络"又变成"十二筋"。有人称"筋"为"筋络"。有人认为"十二筋"肯定不会与脑髓相属。

当然有。

《素问·五脏生成》曰："诸髓者皆属于脑，诸筋者皆属于节。"即是脑筋系统的框架。

《灵枢·九针十二原》曰："节之交，三百六十五会。知其要者，一言而终，不知其要，流散无穷。所言节者，神气之所游行出入也，非皮肉筋骨也。"使其发展成脑神筋系统。

除此之外，还有脑髓和穴会、会直接连成的脑髓会系统，该系统用起来更方便。直接针刺会即可通过脑髓会系统调平衡，治疗疾病。

这些资料只是论述脑髓各系统的冰山一角，我曾在多本书中详述过，如有兴趣可查阅，此解仅供"破千古针局"参考。

以上三点，只是针刺经治病厚重历史中的冰山一角。尽管如此，也能从侧面或某一点上反映出真实的一面，对研究刺神、神经治病颇有价值，敬请同仁参考应用。

弘扬《灵枢·九针十二原》

九针十二原篇为《灵枢》首篇,有一千八百年之久,至今依然生机勃勃,令人陶醉。其似社论或导读,是中国针刺神、经治病的高手精心策划和编排的千古奇文,字字珠玑,句句经典。

其大力倡导,并传承、弘扬"欲以微针通其经脉,调其血气,营其逆顺出入之会。令可传于后世,必明为之法",至今无人能破,故其真意一直尘封在原文之中。

《灵枢·九针十二原》是公元之初,中国古代针刺神、神经、经治病的高人,给后人留下的瑰宝,也是中医高人高深智慧的再现。他们得出,神就是指脑髓。如"人始生,先成精,两精相搏谓之神"和"人始生,先成精,精成而脑髓生"类同之意。所以,他们不仅相信神、神经、经,而且要大力传承并弘扬刺神、神经、经治病。这是中医针刺治病的传家宝,更是命根子。

只有从头做起,才能有序传承,不然会变成无根之草。

天雨不润无根草。不管什么草,只要无根,迟早都会干枯、死亡。

他们看准了,吃透了,一定要这样做,不然刺神、神经、经治病会失魂落魄,举步维艰,甚至消亡。

当时,有人看不清楚,体会也不深刻。随着时间的推移,在历经一千八百年之久后,现在怎么样?大家总应该有点醒悟吧!

退一步讲,不说对错,只讲先进和落后,此时应该选《灵枢·经脉》中的"肺手太阴之脉→肝足厥阴之脉"针刺治病，还是选《灵枢·九针十二原》中的刺神、神经、经治病，大家自行决断。

中医针刺神（神经、经）治病和中医高人选刺神（神经、经）治病，愿不愿意是两说，但是若你选择其他之路，纯属个人之举，与中国针刺治病无关。

《素问·举痛论》曰："善言天者，必有验于人……善言人者，必有厌于己。"

请问，"肺手太阴之脉→肝足厥阴之脉"的循行，我们自己身上有还是没有？

我想，没有一个中医人敢站出来说，"我就是'肺→肝'循行者"。如果有人这样说，不是把人笑死，而是把人吓死。因为，这可能是世界上第一个怪人。

再说，当今世界已是科学、文明的人间天堂，用电子显微镜能看清细胞的结构，难道看不到"肺→肝"循行的结构和活动吗？

实际上，关于人体的脉，中医学早有明确结论，如"心之合脉也""在体为脉，在脏为心"。还有《灵枢·经脉》特别表述"少阴者，心脉也；心者，脉之合也。"都说得很清楚透彻。

虽然我只是普通人，但我仍然在坚守，并传承、弘扬《灵枢·九针十二原》，包括改进、提高认识，这才是弘扬、发展中国刺神（神经、经）治病的正道。反之，则不然。

尾 声

破千古针局已进入尾声。

《灵枢·九针十二原》和《灵枢·经脉》，问世于一千八百年之前，至今依然似刚出水的荷花，亭亭玉立在中国刺神（神经、经）治病中，并栩栩如生。

同时其也是中国针圣们传给后人的千古绝唱，经文字字珠玑，句句经典，值得大家品读和细究。

《灵枢·经脉》描记的"肺手太阴之脉→肝足厥阴之脉"是一种古老的说法。《灵枢·营气》中就有"营气之道，内谷为宝。谷入于胃，乃传之肺，流溢于中，布散于外"和"精专者，行于经隧，常营无已，终而复始，是谓天地之纪"说法。

再看《灵枢·经脉》曰："人始生，先成精，精成而脑髓生，骨为干，脉为营，筋为刚，肉为墙，皮肤坚而毛发长。"

中医高人们把话都说到这个份上了，明眼人一看便知，决不能选针刺"肺手太阴之脉→肝足厥阴之脉"治病。这是中医人说透不点破的高级论法。绝！

《灵枢·九针十二原》真是绝妙奇文，我在半个世纪前，第一眼看到时，就陶醉于其中，并且持续到当下。

"欲以微针通其经脉，调其血气，营其逆顺出入之会。令可传于后世，必明为之法"，这段经文，寥寥几笔，但令人回味无穷。

表面上看起来很普通、简单，只是说用微针刺经脉治病，其中深意却告知《灵枢·经脉》中的"经脉"用针是刺不中的，因为人体根本没有"肺手太阴之脉→肝足厥阴之脉"的循行。

此处说的微针通其经脉，特指经变成的经脉。其被刺中后，不仅能"调其血气"，还可"营其逆顺出入之会"。此专指"节之交"，形成的"三百六十五会"。因"节"可使"神气游行出入也"。

点的到位，说的透彻，可见作者的用心良苦。

再说传承，先是"小针之要，易陈而难入"，接着就是"粗守形，上守神。神乎神，客在门。未睹其疾，恶知其原。刺之微，在速迟"。

奇怪，莫名其妙地出现这段经文，初看一片茫然，细品后才知是中国最早的刺神治病。瞬间显露了中国针刺治病的根，为传承弘扬刺神治病奠定了基础。

要不是《灵枢·九针十二原》点透，谁还会知道中医有针刺神治病，谁又能说清经脉是怎么变来的。

真是奇妙绝伦，越看越精彩！

"刺之要，气至而有效，效之信，若风之吹云，明乎若见苍天，刺之道毕矣。"

"节之交，三百六十五会。知其要者，一言而终，不知其要，流散无穷。所言节者，神气之所游行出入也，非皮肉筋骨也。"

这些就是中医的天道，更是绝唱。很少有人能理解其中的深意，也由此，使其尘封长达一千八百年之久。

现在，我都说透了，就差用手指捅破这层窗户纸。一指捅下去，"千古针局"也就破了，敬请方家指点！

有生之年，欣喜相逢。

中医大寿也！

我得大福也！

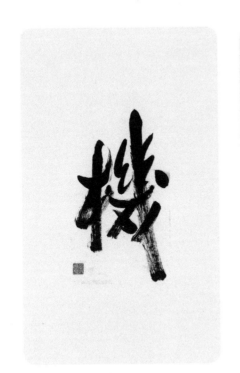

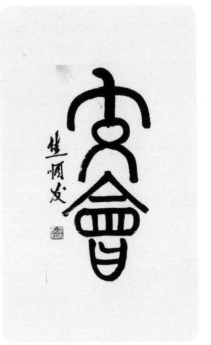

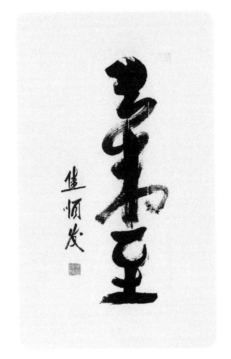

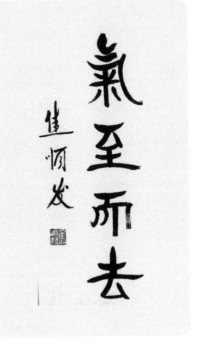

焦氏头针经典医案

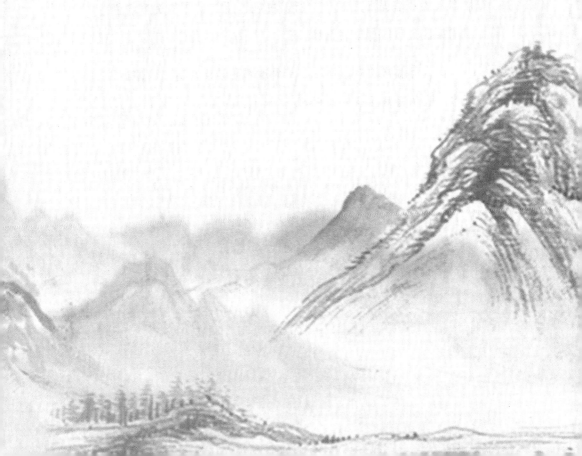

头针多采用"有何处病，就针刺相关区"以治疗疾病，在临床上广泛实践，以观察疗效，总结规律。

　　脑病严重危害人类的健康和生命，现代医学研究证明，脑器质性损害是不可逆的，所以中风、颅脑损伤等疾病常留有偏瘫、失语等严重后遗症。

　　国内外临床实践证明，头针对脑器质性疾病引起的偏瘫、麻木、失语等病症有确信疗效。

国内经典医案（16 则）

医案 1 左侧肢体偏瘫

【患者情况】

初诊时间：1971 年 1 月 12 日。

尹某，女，50 岁，稷山城关人。

清晨起床时觉左侧肢体无力，不能站立行走。

【检查】

左侧肌力较弱，不能站立，手无握力。

【诊断】

梅毒性脑动脉炎合并脑血栓形成，左侧肢体偏瘫。

【治疗】

针刺右侧运动区，强刺激，左手活动灵活，握力恢复，下肢可以走路，步态正常。

【按语】

该患者我仍记忆犹新。

她是我的老患者，平日常头痛、失眠、全身无力，在我处治疗过好几年。经检查发现有梅毒感染，血清梅毒检查（++++），也因此我们非常熟悉。

1971 年 1 月 12 日，春节临近，人们都忙着准备年货。我也到粮店排队买面，稷山县城关澡堂的高师傅也在排队，转身看到我时，马上来到我身边，握着我的手着急地说："你这段时间去哪了？怎么找也找不到你，真是急死我了。我老伴儿瘫痪 40 天了，现在还躺在炕上。你快救救她吧！"

我说："知道了，你先排队买面，再联络。"

于是高师傅回到了队伍里，我却心急如焚。因为人瘫痪了是大事，必须马上处理。我买完面骑上自行车，直奔高师傅家。

进门我将车子放在院子里，他家房屋的窗户大开着。

我从窗户看见了她，披头散发，盖着被子睡在炕上。我大声喊了一声："老尹！我是焦医生。"

她听出了我的声音，本想说焦医生，但咬字不真，我听不太清楚，接着就是大哭。

我坐在炕边，她用右手指着左侧偏瘫的肢体，哭着跟我说："我现在成了这个样子，以后怎么活啊。"说完她拉住我的手一直哭。

我说："你先别哭了，我来检查检查，然后再说治疗。"

左侧是不完全瘫痪，上肢虽能抬起，但手无握力，下肢肌力较差，不能站立和行走。根据晨起发病，出现左侧肢体不完全偏瘫，结合过去血液检查梅毒（++++），于是我诊断为梅毒性脑动脉炎合并脑血栓形成。

这种病在当时没有好的治疗方法，既然没有现成的治疗方法，就可以用我发明的头针试一试。

我说："我想给你试一试头针，就是在头上扎针。"

她说："头上扎针我不怕，只要能治我的病，你就扎吧！"

我在右侧运动区上 3/5 进针，快速捻转约 3 分钟。休息几分钟后，她感到左侧肢体发热、松快、舒服。

我说："你活动一下左侧肢体，看看有没有变化。"

她上肢一下就轻松地抬了起来，而且左手握力增大，手指活动灵活。老尹高兴地反复活动左手，不断体会手的活动和力气。

我也惊讶地死死盯着她的手，看着她不断伸屈。我想到针刺会有效，但没想到效果会这么好。因为我过去用药物治疗患者时，多是几天或几周才会有明显疗效。治疗后几分钟就有疗效的，我不仅没见过，而且也没有听说过。我感到很不可思议，但这就是事实。这一瞬间我激动、感慨，心情无法形容。

我说："你再活动活动下肢，看看怎么样。"

她轻松地抬起了下肢，而且膝关节、髋关节伸屈灵活且有力。

我激动地说："你穿上裤子试着下地走一走。"

她穿裤子时说："我已经 40 天没有穿过裤子了。"穿上裤子后，我把她扶到炕边，让她试着站一站。我放开她的手，她自己竟然站稳了，然后她欢喜地说："我会站了。"

我说试着走一走，起初我扶着她走，走了几步后我放开了手，让她自己走。她笑着说："我真的又能走路了。"她就像小孩刚学会走路一样，越走越好。

就在这时，高师傅推着买面的车子回来了，进院从窗户看不到老伴，以为她掉下炕了，赶快跑进屋，只见老尹在地上来回走路。他根本不知道这是怎么办到的，惊奇地看看我，又看看老尹。

老尹用手指着头上的针对老高说："焦医生在我头上扎了几针，我的胳膊和腿就恢复了这么多，你看神不神。"

高师傅喜出望外，高兴地逢人便说："焦顺发是神医，我老伴瘫痪躺在炕上 40 天，他在头上扎了两针，老伴就能下地走路了。你看神不神！"高师傅见人就说，没多久满稷山县城都知道焦顺发扎针能治瘫痪。

尹某患的是梅毒，血清梅毒（++++）。当时不能对外说此病，所以始终没有给照相。但梅毒性脑动脉炎合并脑血栓形成的诊断是准确的。当时中医学和现代医学都对此病没有很好的治疗方法，我用头针首次治疗 20 分钟后，即可站立和行走。直到现在这个医案还深深地印在我的脑海中。

我用头针治疗梅毒性脑动脉炎合并脑血栓形成引起的偏瘫，首次针刺 20 分钟即获得奇效，这是事实。我快乐、自豪，因为我完成了一次历史使命。

医案 2　右侧肢体偏瘫

【患者情况】

初诊时间：1971 年 1 月 28 日。

刘某，女，64 岁，稷山县东庄村人。

主诉：右侧肢体偏瘫，伴神志不清、失语 3 小时。

病史：患者于当日上午在院内行走时，突觉右侧肢体无力，伴头晕，进门时因无力而倒下，被他人发现时躺在地上，不能说话。几人合力将其抬到炕上，当时嘴歪向左侧，不省人事。

【检查】

神志昏蒙，说不出话，右上肢完全瘫痪，右下肢可抬高约 40°，伸屈困难。口角外向左侧，伸舌偏右。

【诊断】

左侧大脑中动脉血栓形成（3 小时），右侧肢体偏瘫。

【治疗】

针刺治疗：急刺左侧运动区和布罗卡区对应头皮部位。针刺并捻针 5 分钟后，患者能开始说话，但仍不流利。令其活动右侧肢体，下肢可抬高 90°，可伸屈，上肢可抬高摸头。捻针 15 分钟后，患者说脑子清楚了，下肢活动恢复正常，肌力尚可，右上肢活动范围正常，手有一定握力，拇指及食指力量偏弱，能拿筷子但不会用。鼻唇沟基本恢复正常，伸舌居中。30 分钟后起针，患者感觉良好。

1971 年 1 月 29 日：观察 30 小时，患者情况良好，神志清醒，能说话，但灵活性稍差。右下肢肌力正常，且能自己走路，步态正常。右手能在正常范围内活动，但仍欠灵活。能拿起筷子，但不会用。又针刺 1 次，右侧肢体活动恢复正常。

1971 年 3 月 5 日：无明显诱因又出现右手力量弱，活动不灵活，右下肢无力，不能抬高走路。查体：能在正常范围活动，但下肢无力，不能行走。又针刺 1 次，针后患者自觉有力，能抬高走路，右上肢活动有力。

【按语】

1971 年 1 月 28 日是农历正月初二，按老家的习俗，这一天是新媳妇回娘家的日子。吃过早饭后，我们几人在村里的篮球场打球。刚开始打，就看到我儿时的好伙伴，着急忙慌地跑过来，拉着我的手说："不要打了，赶快去看看我岳母，她走得好好的，突然就倒在地上，什么也不知道了。"

我二话没说，穿上衣服，骑上自行车，随他一起到东庄。

一进院门，院子里满是人，有人哭，有人跑，其中有人绑着担架。我走进北房，地上、炕上挤满了哭的人，她的女儿拉着老人的手不断地喊着："妈，你醒一醒！"

伙伴则站在炕边着急地说："你们先往后靠靠，让发儿（我的小名）先看看。"

我检查患者呼之能应，脉搏正常，但不能说话，右侧鼻唇沟变浅，伸舌偏右。右上肢完全瘫痪，右下肢可抬高约40°。

根据突然发病、运动性失语，以及右侧偏瘫上肢重、下肢轻的特点，我判断其为左侧大脑中动脉血栓形成，发病3小时，现在是救治的黄金时期，在这个时期注射抗凝剂可以治愈。

可在40多年前，还没有这个治法，只知道脑器质性损害是不可逆的。我是神经科医生，深知这条结论不可逾越。

伙伴焦急地问我："有没有办法救？"

我略加思索后说："有，是我发明的新方法，但不一定有把握。如果你们同意，我可以试一试。"

伙伴说："不怕，你就试吧！"

因为有运动性失语，我就首先考虑治失语。选准布罗卡区对应的头皮部位，针刺并快速捻转3分钟，然后我问患者痛不痛，她说不痛。

患者说得很慢，也不灵活，咬字不真，别人听不懂，但我听出来了。这对我来说很震惊。真的有效吗？我惊奇地问自己。

同时我还在捻针，约15分钟后患者眼睛睁开了！我问她痛不痛？她清楚地说："不痛。"

满脸泪花的女儿露出了笑容，说："妈，你看我是谁？"

患者说："你是我闺女。"

旁边围着的儿孙们可高兴坏了，拍着手高喊着，"我奶奶会说话了！""我姥姥醒了"！

这时灶台上的火锅，因开的时间太长了，直冒热气。

患者说："快让医生吃火锅（当地正月初二每家都会用火锅招待客人）！"

我说："好，马上吃。"但实际上根本没有心思吃火锅，患者针刺后出现的奇迹，令我激动。

炕上的孩子们都玩耍去了，院里的人也走了，家里恢复了平静。

该病例是脑血栓形成后出现的神志昏蒙、运动性失语、右侧偏瘫（3 小时），肯定是脑器质性损害引起的。现代医学研究表明，其是不可逆的损害，也就是说失语、偏瘫是很难恢复的。但在左侧大脑皮层中央前回对应的头皮部针刺 30 分钟后，神志、语言和偏瘫就能基本恢复。但患者 3 月 5 日再次出现右侧肢体力弱，又针刺 1 次后恢复正常。

脑器质性损害引起的神志昏蒙、运动性失语和右侧偏瘫（3 小时），针刺左侧大脑皮层中央前回和布罗卡区对应的头皮部位后恢复正常。这种脑功能奇迹般的恢复，使我对脑器质性损害的论断有了新的认知和解读。

这是 40 多年前的事，也是在我针刺治病经历中比较早的病例之一。

这位患者后来还有很多故事。

1971 年 3 月 19 日上午，山西省运城市卫生局领导在考察头针患者时，就碰上了患者刘某。

我说这是头针治好的患者，曾右侧偏瘫，语言障碍，头针治疗 3 次后痊愈。

我对患者说："你起来走一走，让领导看看！"

她站起来就走，由于小时候裹脚，导致脚部畸形，走起来像踩高跷一样，但步态灵活，行走自如。领导从椅子上起来，走到刘某面前问："你曾患过瘫痪，不会说话吗？"

刘某笑着说："是。"

她女婿急着插话说："是，我岳母中风了，右侧瘫痪，不能说话。有一年的正月初二突然发病，我们都急死了，没想到焦医生在头上扎了几针就好了。"

领导看刘某走路都看迷了，他激动地说："头针真的能治瘫痪！"

刘某的真实疗效使他相信了头针。当年 4 月 15 日，运城市卫生局在稷山县举办头针学习班，推广普及头针疗法。

医案 3　右侧上肢震颤

【患者情况】

初诊时间：1971 年 2 月 18 日。

姚某，男，70 岁，稷山县马村人。

右侧上肢震颤 8 年，近期加重，需扶拐才能行走。

【检查】

右手震颤不停，面部麻木难受。

【诊断】

右侧上肢震颤。

【治疗】

针刺治疗：在运动区中线往前 2.5 厘米（似舞蹈震颤控制区）下 1/2，刺入后快速捻转，随即感到右口角发麻，似吃了辣椒，右上肢发热，热感似风吹，呼呼地向前传到手部。捻针 5 分钟后，右躯干及手、面麻木。

刺上 1/2（距运动区中线 2 厘米），捻针 5 分钟后热感向下传到足趾，而且有麻木感。停止捻针 10 分钟后仍有热感，但麻木感减退。又捻针，感觉同前。

针后让患者活动，下肢明显好转，不扶拐杖可以自己行走，自觉右腿比左腿力气还大，且灵活。手部活动时也很灵活，但静态时仍有震颤。

【按语】

我在马村劳动时住在农民家，晚上就睡在土炕上，当时只有小油灯。

1971 年 2 月 18 日晚上，我准备上炕睡觉，突然听见有敲门声，声音不大，似用手指连续轻叩。

我说："谁呀？进来！"

没有人进来，但敲门声仍在，我以为是坏人捣乱，急忙拉开门，看见一个老头弯着腰，一手拿着拐杖，在门外正准备进门。我明白了：他是帕金森病患者，因手震颤不断碰到门而发出声音。

我将其扶进门，他坐下后说："我得了一种怪病，起初右手发抖，但拿东西时不抖。后来手抖明显加重，腿不能迈步，腰也伸不直，现在走路也很困难，生活非常不便。几年来我找了很多人治都不见效，请你给我看看吧。"

当天针刺治疗后，疗效明显，所有症状均有缓解。下肢稍有力，晚上睡觉时自觉全身舒畅，老人说这是他这几年来最舒服的一天，不扶拐就能走路，且下肢有力，腰能伸直。

1971 年 2 月 19 日又针刺治疗 1 次，反应同上。右侧肢体力大，左侧肢体力小，手部有热感。捻针 3 分钟后足趾和手指发麻。右手在静态时无震颤，仅拿取东西时伴有震颤。

1971 年 2 月 20 日，患者述右手震颤缓解、活动灵活。今日针刺左侧舞蹈震颤控制区（运动前区），即矢状旁 1 厘米，捻针 30 秒后，足尖出现麻木感。在旁开 4 厘米处捻转，膝部出现麻木感。在结节上下 3 厘米处捻转，手及上肢出现麻木感。平眉弓上缘微上，右口角抽动。在耳轮后上 0.5 厘米处针刺捻转，听力恢复正常，两侧相同。

1971 年 2 月 21 日，针刺治疗 1 次后，下肢有力、灵活，腰能伸直，手在静态时不震颤。

1971 年 2 月 22 日，针刺治疗后，走路时基本无震颤，上肢在静态时颤动大有缓解。

医案 4　左侧肢体麻木不适

【患者情况】

初诊时间：1971 年 2 月 24 日。

张某，女，75 岁。左侧肢体麻木不适，夜间加重，20 余年。

【检查】

左手、左腿麻木不适，行动困难。

【诊断】

脑动脉硬化、脑供血障碍引起的左侧肢体麻木不适。

【治疗】

针刺治疗后数日未发，疗效持续 20 多天。后又复发，针刺右侧感觉区，捻针时抽麻感传至左侧肢体。针刺后麻感消失，恢复正常。

【按语】

1971 年 4 月 1 日随访，患者孩子说："这一段时间身体无异常。"

我在乡下的时候，有一天到农民家吃饭，一进门就听见老太太的哼哼声。

我问："谁在哼哼？"

领我吃饭的那位说："是我妈，她胳膊、腿难受，哼哼好多年了。"

我想看看老人是什么病，儿子随口便说："好。"

我检查后，确认其是脑动脉硬化、脑供血障碍。我当即在患者右侧感觉区扎了 3 针，然后我就去吃完饭了，吃完饭起针后就走了，也没有过多询问患者的感觉。

第二天我为了观察扎针的效果，又去了她家吃饭。

一进门竟然没有听见老太太的呻吟声，我赶紧走到屋里问老太太："今天你怎么不哼哼了？"

她拉住我的手让我坐下，笑着说："你昨天在我头上扎了 3 针，然后胳膊、腿就不难受了，晚上睡觉也特别香。"

后来老太太痊愈了，就去街上溜达，村里人看到她都有些惊讶，因为她已经生病多年，一直下不了炕，现在居然能出来走动了。

虽然老太太经头针治疗后出现了奇效，但肢体难受只是患者的主观感受，仅凭此就想让别人相信头针的疗效仍比较困难，所以就没有照相留存。

不管怎么样，头针的临床实践一开始就获得了神奇疗效，深深铭刻在了我的脑海中。

医案 5 脑挫裂伤后遗症

【患者情况】

初诊时间：1971 年 2 月 28 日。

张某，男，34 岁，原籍河南，现居住于沁水县，是一名木工。脑外伤后右手瘫痪 4 年。

【检查】

右手瘫痪，目前肌力弱，肩关节能抬高 45°，手不能伸直，拇指肌力弱，能对住，肘关节能活动。

【诊断】

脑挫裂伤后遗症，右手瘫痪 4 年。

【治疗】

针刺左侧上肢运动区，治疗后右上肢力量增大，肘关节活动范围增大，右手握力增大，拉锯、用斧头等工具时稳准有力。

1971 年 3 月 2 日和 3 月 3 日各针刺治疗 1 次，疗效显著，患者右手能提一桶水，手能抬高摸到头，能触摸到对侧肩部，握力大。

【按语】

1967 年夏天我在稷山县医院外科工作，有一天突然有人来叫我，告诉我晋东南沁水县医院打加急电话说，他院有个严重脑外伤患者，病情严重，危在旦夕，要请我前去抢救，还说已经派车来接我了。

院领导当即决定让我前去抢救，因为当时在县医院的医生到外地区看病的还很少，这也算是一种荣誉。

我积极准备好开颅抢救的器械和用品，车一到我马上就出发，约9 小时后才赶到沁水县医院。

当时，患者处于昏迷状态，呼吸、脉搏快而弱，头面部肿胀变形，头部包裹纱布，还有渗血。

我决定紧急手术抢救，历时约 3 小时，清除了患者破碎的颅骨、挫裂的脑组织，止住了出血，彻底冲洗干净后缝合硬脑膜和头皮，结束手术。术后又抢救 48 小时，患者开始慢慢恢复意识，后神志逐渐清醒。

患者抢救成功的事迹，迅速在沁水县传开，"从东府请来的焦医生，经过开颅把张某治好了，真神！"

患者的命虽然是保住了，但因脑对冲性损害较大，导致左侧脑挫裂伤，引起右上肢运动障碍。右上肢瘫痪不能做木工活，所以生活非常困难。

1971 年 2 月，我到沁水县医院出诊时，张某又来找我，见面后他很激动，说："焦医生，焦大哥！你救了我的命，我永远感谢你。但我现在右臂瘫痪，右手不能干活。对一个木匠来说，右手不能干活，还是要被活活饿死。"

检查：右侧肘关节伸屈正常，右肩关节能抬平至 90°。右手不能伸直，拇指力弱，仅能对到掌心。诊断为脑对冲性损害引起的右上肢运动障碍。

张某用恳求的眼光注视着我，我也看出了他的意思。

我便说："不要急，我现在有一个新的治疗方法，可以给你试一试。"

他说："好！就拿我做试验吧。"

我说："不是试验，这个疗法已经很成熟了。"

他高兴地说："那就好。"

我在患者左侧上肢运动区针刺，起针后我说："活动一下，感觉怎么样？"

他说好，就出去了。过了一会儿他激动地跟我说："我现在觉得右胳膊有力了，劲儿大了。右手握力增大，拉锯、砸斧头时稳准有力。"他很高兴。

我特别震惊，同时又有点儿不相信。因为现代医书上写得清清楚楚，脑器质性损害是不可逆的。我又问了一次，他又重复说了一遍。清清楚楚，一字不差。

我说："走，你干活，我要亲眼看看。"他说好，于是我们来到他工作的地方，他给我演示拉锯，将一根约 20 厘米粗的木头放在凳子上，一脚踩住，左手固定，右手快速拉锯，木屑四散，几下就把木头锯断了。

他激动地说："没有骗你吧！"

然后他又用斧头锤东西，把刚才锯的木头踩到脚下，拿出约 6 厘米长的铁钉，右手持斧头，只三下就把钉子完全砸进去了。

我说："你过去不能这样砸？"

他说："根本不能，手没有力气，斧头都拿不稳，更别说砸了。"

我确认针刺的疗效是真的。

又于 1971 年 3 月 2 日和 3 月 3 日连续治疗 2 天，每天 1 次，疗效明显，患者右手力量明显增大，能提起一桶水。

这个医案我到现在仍记忆犹新，每一个动作和每一个瞬间，几乎都铭刻在我的脑海中。

现代医学著作中关于脑挫裂伤的记载，出现肢体瘫痪，是脑组织不可逆的损伤，特别是外伤后 4 年的后遗症，根本没有恢复的可能。针刺后的疗效打破了现代医学的结论和认识，我当然永生不会忘记。

该针刺实践和疗效，已突破了结论，改变了历史，我永远不会忘记。

后来，他又重操旧业，干得红红火火。我们多年来一直保持联络，前后发生的所有事情，我到现在都历历在目。

医案 6　左侧偏瘫

【患者情况】

初诊时间：1971 年 2 月 28 日。

崔某，女，56 岁，沁水县人。

病史：左侧偏瘫 6 个月，现情况仍较差。头晕不适，胃部不舒，一吃就饱，过后即饿等。

【检查】

左下肢可以伸屈，但因力弱不能行走。左肩关节不能抬平，自觉筋短、无力。左手不能拿东西，不能端碗吃饭。左手肿胀，皮肤发亮。

【诊断】

左侧偏瘫。

【治疗】

针刺右感觉区和运动区。

【按语】

捻针时患肢有热麻感，手脚明显。捻针 1 分钟后起效，述头轻不晕。5 分钟后再次捻针。

查体：左手肿消失，已恢复正常，手皮肤很松有较多皱纹。左手握力大且活动灵活，能提起一壶水，能拉紧腰带，自己能站立行走，行走时膝关节能抬起。

医案 7　脑出血右侧瘫

【患者情况】

初诊时间：1971 年 3 月 1 日。

李某，女，56 岁。脑出血 3 年，右侧瘫痪，伴昏迷 2 个月余。

【检查】

右手和下肢能伸屈，可扶拐杖短时间行走，右手能摸到头部。

【诊断】

脑出血右侧瘫痪。

【治疗】

针刺治疗：针刺左侧运动区上 3/5，快速捻转 2 分钟，无任何反应。间隔捻转 3 次，停针后 5 分钟患者自觉右侧肢体有热感，但右侧肢体力量及灵活性无改善。

1971 年 3 月 2 日又针刺治疗 1 次，仍有热感，右上肢抬起时稍有力。

【按语】

该患者针刺疗效甚微，说明针刺对脑出血后遗症疗效欠佳。

医案 8　脑血栓右侧偏瘫

【患者情况】

初诊时间：1971 年 3 月 17 日。

杨某，男，46 岁，稷山县杨家庄村人。

主诉：右侧瘫痪 10 天。

病史：10 天前出现头痛，当晚入睡后右侧肢体瘫痪，不能行走，右手不能持物。

既往史：高血压数年，曾发作两次右侧瘫痪。

【检查】

右手能抬高，但摸不到头。右下肢能微屈，但抬不起来。血压 150/110mmHg。

【诊断】

脑血栓右侧偏瘫。

【治疗】

针刺治疗：刺左侧运动区，捻针时右侧肢体有热抽感。针后右下肢有力，能伸，屈不正常，右手可以碰到头部。下午进步较大，下肢可正常活动，但因力弱不能行走，上肢活动正常，但肌力弱。

1971 年 3 月 18 日，继续针刺治疗 1 次，上肢活动正常，仅拇指力弱，下肢可以走路，肌力仍稍差。

1971 年 3 月 19 日，针后能步行，患侧能单腿站立。

1971 年 3 月 20 日，针后上肢活动正常，有力且灵活，下肢肌力仍弱，走路时步态欠佳。

1971 年 3 月 26 日，针刺 4 次后效果明显，上下肢活动正常。停针 5 天后仍正常，没有加重。今日又针 1 次，自觉下肢力大，上肢活动仍欠灵活。

【按语】

1971 年 3 月 18 日上午 8 时，山西省运城市卫生局领导带人来医院考察头针，并要亲自观看患者的疗效，正值杨某在接受治疗。

杨某激动地说："焦医生在我头上扎针几分钟后，我就感到身上发热，很舒服，肢体马上就能活动了，每次治疗后病情都有改善。从最开始的瘫痪，到现在恢复至此，真是太神了！"

卫生局领导根本不相信会有这么好的效果，连连摇头，这时杨某的侄子也来了，他说："咱们在一个办公室，天天见面，我总不会骗你吧！我叔得病后每次治疗我都在现场，每一次治疗后的变化我都看见了，头针真是神！"

领导看了、听了，最后终于信了。

当天这位领导在大会上讲话时说："稷山县医院焦顺发发明的'头针'对中风后引起的偏瘫有显著疗效。这是一个新生事物，我提议立即举办头针学习班在全区进行推广。"这是头针走向全市、全国乃至全世界的开始，也是我命运转变的开始。

该患者我连续随访了 20 年，情况一直都很好。直到现在，这些情景我仍然历历在目。

医案 9　右侧偏瘫

【患者情况】

初诊时间：1971 年 3 月 17 日。

彭某，男，51 岁，稷山县砖瓦厂工人。

主因：右侧偏瘫 8 小时。

病史：昨天晨起后出现右侧下肢无力，不能站立和行走，右手力弱，伴右上肢麻木。

既往史：高血压数年。

【检查】

颅神经正常。右手活动范围正常，仅握力稍弱，右上肢麻木。右下肢不能站立和行走。血压 220/150mmHg。

【诊断】

大脑前动脉血栓形成，右侧偏瘫。

【治疗】

针刺治疗：针左侧上、下肢运动区及感觉区。

疗效观察：捻针 1 次后，患者右上肢麻木感消失。让其下床，自己可以站立，能迈步走路。捻针 2 次后，可以自行走路，能转弯，但步态仍不正常。右上肢肌力已恢复。

1971 年 3 月 18 日，针刺治疗 2 次后，患者步行正常，但仍力弱。

1971 年 3 月 21 日，患者自觉右上肢沉重难受，右脚腕力弱。针刺治疗后，上肢恢复正常，右下肢走路有力，可以单腿站立，左下肢可以支撑住身体。

1971 年 3 月 24 日，针后患侧下肢力大，能做一般劳动。

【按语】

该患者是医院附近砖瓦厂的工人，患者就诊时的情景我至今还有印象。当时脑血管造影是诊断脑血管疾病最先进的检查技术，我虽已掌握脑血管造影技术，但仅用在脑瘤等外科疾病中，神经内科的疾病还没有应用，其次该技术费用较高，普通人用不起，所以一般仅靠临床症状来诊断。

彭某的偏瘫是上肢轻，仅力弱；下肢重，不能站立和行走。我根据偏瘫的特征诊断为大脑前动脉血栓形成，发病已有 8 小时。我们神经科的常用治法为静脉滴注扩张血管的药物。用这种方法治疗，有的需几周、几个月才能恢复。我用头针第一次治疗就有明显疗效，肢体瘫痪有明显好转。这种情况我没有听说过，也没有见过，我更不知道原因，书上明明白白写着脑器质性损害是不可逆的。

正因为这样，我才更激动、更兴奋。因为头针的疗效可能会突破现代医学的结论和概念，我拭目以待，努力实践着、观察着，几十年都没有停止，直到现在。

医案 10　脑囊虫病伴下肢运动障碍

【患者情况】

初诊时间：1971 年 4 月 8 日。

孙某，男，63 岁，煤矿工人。患脑囊虫病 5 年，双下肢麻、无力。

【检查】

下肢无力、麻木，行动不便，生活困难。头顶有多个小囊肿，囊肿病检结果显示有囊虫。

【诊断】

脑囊虫病伴下肢运动障碍。

【治疗】

针刺双下肢运动区，下肢力大，麻木感减弱。

【按语】

孙某的病案我到现在仍然记得很清楚。患者因下肢无力、麻木，行动不便，生活困难而来。他是煤矿工人，不劳动就没有饭吃，就无法生存。我详细寻问后得知，患者曾食用过生猪肉，随后发现头顶出现数个小囊肿。我当即决定取囊肿做病理检查，结果证明是囊虫。据此，我诊断为脑囊虫病引起的下肢运动和感觉障碍。

当时我还没有发明头针，在神经外科遇到他时也没有特殊的治疗方法。幸运的是在头针刚出现时他又来了，我让他坐下跟他说："我现在有一种方法，可以给你试一试。"

他说："好，只要有效果，任何方法都可以，我实在没有办法了。"

于是我拿起针在患者的下肢运动区扎了两针，约 10 分钟后，我让患者起来走走，他站起来走时感到很奇怪，怎么腿走起路来这么轻，不仅有力，而且灵活。他反复走，不断尝试，最后从门诊楼的一层走到四层，又走下来。他坐到我旁边笑着说："你在我头上扎了两针后，我的腿就好了，走路不仅有力而且灵活。"

他又激动地跟我说："我都反复试验了，没有问题。不信，我再走一遍你看看！"

说完他又快速地站起来，灵活地走着路。我看在眼里，刻在脑子里，到现在都还记得清清楚楚。

后来，我又给他治疗了几次，患者基本恢复正常，又能在煤矿拉煤干活了，他的生活又恢复如前。我还特意到煤矿看了他劳动、生活的具体情况。

"头针对脑囊虫病引起的下肢运动障碍有神奇疗效"，这是我印象最深的一句话，到现在仍然铭刻在我的脑海中。

医案 11　左侧脑挫伤伴右侧肢体偏瘫、失语

【患者情况】

初诊时间：1971 年 4 月 21 日。

孔某，男，24 岁，山西省河津市南午芹村人。

1971 年 4 月 21 日，患者在帮人修建房屋时不慎被木头砸伤头部，

左侧额颞部有出血，并有脑浆流出，当即昏倒在地。当日下午2时送往稷山县医院，收入外科病房。

【检查】

患者完全昏迷，头部绷带上有多处渗血。呼吸平稳，脉搏110次/分，血压110/70mmHg。

【诊断】

左侧脑挫伤伴右侧肢体偏瘫、失语。

【治疗】

立即予吸氧、吸痰，静脉滴注药物急救，同时处理伤口。患者左侧额颞部头皮裂伤，颅骨粉碎性骨折，硬脑膜撕裂。冲洗清理伤口后，缝合硬脑膜，取掉粉碎的颅骨块，缝合头皮。静脉滴注脱水剂防止脑水肿，并注射止痛药等观察。

抢救7天后，患者于4月27日清醒，问话能理解其意，但不能用语言表达。右侧鼻唇沟浅，右上肢完全瘫痪，右侧霍夫曼征阳性。右下肢屈伸正常，仅能抬高80°，右踝关节和脚趾不能活动。左侧肢体活动正常。

【按语】

根据病史、手术所见，以及右侧肢体偏瘫、运动性失语，确诊为左侧额颞部脑挫伤。虽诊断明确，但偏瘫和失语治疗起来很困难。现代医学认为，脑挫伤是脑器质性损害，脑器质性损害是很难治愈的。

我虽然对治疗没有把握，以往也没有治疗过这么严重的脑挫伤引起的偏瘫和失语，但在家属的强烈要求下还是决定试一试。

选患者左侧运动区、足运感区针刺，每日 1 次，连续治疗 3 天后没有变化。难道头针真的没有效吗？我怀疑了，但仍维持治疗，终于在第 5 次治疗后，患者回应了我无意中的一句问话。

"你姓什么？"我问。

患者说："孔"。

虽然咬字不太清楚，但已能识别出是"孔"字。我非常激动和兴奋，因为我看到了希望，于是我改变了想法，决定坚持用头针治疗。

治疗 8 次后，患者右上肢抬高可平乳房。治疗 12 次后，患者右上肢能抬高过头。治疗 13 次后，患者右手指可微屈曲。治疗 19 次后，患者右手不仅屈伸正常，且能解衣扣、拿勺子吃饭等。

患者感激地说："多亏您救了我，要不然我就没命啦！"

他爱人激动得热泪盈眶，紧紧握住我的手说："您是小孔的救命恩人，我们全家都感谢您！"

为了观察远期疗效，我对该患者一直随访到 2006 年 3 月。在治疗后的 25 年中，患者一直很健康，不仅说话流利，而且能正常参加生产劳动。

医案 12　右侧脑挫伤伴左侧肢体偏瘫

【患者情况】

初诊时间：1983 年 7 月 1 日。

裴某，男，10 月龄，山西省河津市小梁乡塞上村人。

患儿于 1983 年 6 月 29 日被人抱着时不慎摔倒，致头部受伤，当即昏迷。在场的人不知所措，有人用手指掐鼻根（水沟穴）。半小时后患儿苏醒,大家才松了一口气。

此时,小孩哭闹不停,右侧肢体乱动,而左侧肢体却一点儿也不动。家人心急如焚,卫生所医生说:"可能是脑子摔伤了引起的瘫痪,我们治不了,赶快到大医院去吧!"

1983年7月1日,家长带患儿到山西省运城市人民医院来找我。到门诊时,我看到父亲抱着患儿,身后跟随的母亲脸上的眼泪还没有干。患儿父亲说:"孩子好好的,头部摔了一下,就变成了这个样子,您一定要想办法救救他!"

【检查】

患儿神志清楚,让其拿玩具总是伸右手,左手一点儿也不动。哭闹时右侧肢体乱动,而左侧肢体一点儿也不动。以上现象表明,患儿是右侧脑挫伤引起的左侧肢体瘫痪。

【诊断】

右侧脑挫伤伴左侧肢体偏瘫。

【治疗】

右侧脑挫伤引起的偏瘫,头针治疗时应选右侧运动区及足运感区。局部消毒后,用独特的快速镖刺法针刺,连续刺入4根针。首次治疗为防止不良反应,没有捻针,留针1小时后起针。第2天患儿在针刺治疗哭闹时,不仅右侧肢体能动,左侧肢体也能小幅度活动。

【按语】

虽然我从医50余载,诊疗过无数患者,裴某只是其中之一,但他的名字25年来一直在我的脑海中挥之不去。

现代医学认为，脑组织没有再生能力，脑挫伤是不可逆的，治疗患儿左侧肢体偏瘫当然也是难事。

头针问世后，确实治愈过脑挫伤后引起的偏瘫，但都是成人，小孩的疗效怎么样，我心里也没有底。但此刻别无选择，只能用头针治疗试试。

可喜的是，经过2次治疗后奇迹出现了，患儿的左胳膊和左手活动恢复正常。患儿父亲大声说："儿子有救啦！"患儿的母亲也热泪盈眶。

由此我的信心也增加了，每天治疗1次，详细记录患儿的变化。第8次治疗后，患儿左侧肢体的功能完全康复，不仅活动范围正常，而且肢体灵活有力。

患儿恢复了往日的天真活泼，全家沉浸在喜悦之中。回村后患儿情况一直很好，不仅学会了走路，而且跑得也很快。

医案 13　左侧脑挫伤伴右侧肢体偏瘫

【患者情况】

初诊时间：1985年1月。

裴某，男，3岁，山西省河津市小梁乡塞上村人。

1985年1月，不幸的事情又发生了，裴某在奔跑时摔倒，头部受伤，当即神志昏迷，清醒后发现右侧肢体不能活动。

患儿父母立刻到运城市头针研究所再次找我治疗，患儿父亲看见我就说："焦大夫，我们又来了。孩子的头又摔了一下，这次是右半身不能动。"真是无巧不成书，类似的灾难再次降临到了这个患儿身上。

【检查】

左侧肢体可主动活动，右侧肢体一点儿也不能活动。患儿哭闹时左侧肢体乱动，右侧肢体不动。

【诊断】

左侧脑挫伤伴右侧肢体偏瘫。

【治疗】

选左侧运动区及足运感区，用快速镖刺法针刺，每日1次，留针1小时。首次治疗后即出现了疗效，症状每天都有改善。治疗10次后，患儿右侧肢体功能恢复了正常。

【按语】

患儿恢复正常对于我和裴家来说，都是天大的喜事，由此我们也成了朋友。

为了观察头针对脑挫伤的远期疗效，我分别在治疗后的第1年、第5年去河津市塞上村回访，患儿情况一直很好。

2007年5月初，我又打电话随访，患儿父亲听到我的声音后非常高兴，笑着说："我儿子一直很好，现在已经26岁了，不仅结了婚，还生了个胖儿子，是河津铝厂的正式职工了。"听了这些情况，我想到河津铝厂见见裴某，亲眼看看他康复后的样子。

裴父高兴地和我约定了5月15日上午10点去看裴某。我们从运城出发，他们从河津出发，我们快到时裴某的父母已在住所等候。我们刚坐下，一个结实的年轻人就走了进来。

裴父指着我们说："这就是你焦爷爷和焦奶奶，要不是他们，你早就没有命了！"接着又激动地说："我们裴家能有今天，全靠你们。要不然孩子早就不在人世了，我们哪里还能抱孙子？"

我们离开时，他们全家人站在门口挥手目送我们。

直至今日，再次提笔成文时，依然心潮澎湃，一口气写完了此稿。当时的照片和录像我至今还保存着。

（注：医案12、医案13为同一患者）

医案14　左侧脑挫伤伴右侧肢体偏瘫

【患者情况】

初诊时间：1985年3月16日。

李某，男，2岁，山西省运城市盐湖区李店铺村人。

1985年3月14日，患儿在炕上玩耍时不慎摔到地上，当即啼哭，很快入睡，醒后发现患儿右侧肢体不能活动，于1985年3月16日来运城市头针研究所就诊。

【检查】

母亲抱着患儿，患儿左侧肢体总是活动不停，而右侧肢体一点儿也不动，仅在大哭时左侧肢体才能微微动一动。

患儿不能站立，更不能走路。患儿的母亲着急地说："孩子好好的，从炕上掉了下来，睡一觉醒来右半身就不能动了，您给孩子好好看看。"

患儿的病情确实有点复杂，因原发性脑损伤有脑震荡和脑挫伤之分，前者一般无神志昏迷，更不会有肢体偏瘫；脑挫伤则常有昏迷且可伴瘫痪等。临床上只要出现偏瘫就应诊断为脑挫伤，因为偏瘫只有在脑挫伤后才会出现。至于昏迷，因小儿颅骨骨质软及颅缝闭合程度等原因，很多小孩在受伤后均无昏迷，仅有嗜睡等不同程度的意识障碍。该患儿不是伤后睡觉，而是嗜睡。其母亲听了我的解释后就全明白了。

【诊断】

左侧脑挫伤伴右侧肢体偏瘫。

【治疗】

明确诊断后，选左侧运动区上 3/5、足运感区，采用快速镖刺法治疗，留针 1 小时。

局部消毒后，为患儿扎针的是熟悉快速镖刺法的杜全枝所长，以此验证这种特殊刺法的感受和效果。她右手持针，手腕背屈，使针尖距进针点约 20 厘米，然后手腕突然弯曲，使针瞬间冲刺进入头皮，快如闪电。3 根针扎完后，不到 2 岁的小孩没有哭也没有动，根本没有疼痛感。

【按语】

患儿母亲自小在农村长大，常见别人扎针，但从来没有见过这种扎法，她激动地说："头针就是不一样！"其实这仅仅是开始，真正的差别是疗效不同。

为了提高疗效，杜全枝所长快速捻针，此时患儿在哭闹时右胳膊已能抬高与肩平，右腿也能活动一些。

患儿母亲高兴地说："动了！动了！右胳膊能动了！"

先后捻针 3 次，约 1 小时后起针。起针后半小时，患儿哭闹时右侧肢体活动范围明显加大。

这样每天治疗 1 次，天天都有进步，患儿母亲扶着患儿站立，拉着患儿走路，直到患儿能自己独立行走。我目睹患儿的变化，一天天见证着患儿的病情好转，直至完全康复。

患儿母亲深有感触地说："过去只听说焦医师针扎得好，根本没想到杜医师也是神针手。立竿见影这个词，这回我可亲身感受到了。"患儿康复后，已能自如地走路、奔跑，恢复了昔日的活泼。

为了观察头针对脑挫伤引起偏瘫的远期疗效，我们分别在治愈后的第 1 年、第 5 年亲自到患者李某家回访，李某也常到头针研究所复查，一直很健康。

2007 年 5 月 7 日，时隔 20 多年我们又来到李店铺村做回访。李店铺村变化很大，街道宽阔，树木成林，二层小楼随处可见，一时找不到李某和其家人。后在村卫生所才打听到李某的父亲，我们一同回到他们的新家。

李某的父亲说："现在家里就剩我一个人了，儿子很好，现在是安泽县的交警。"

2007 年 5 月 18 日，我们驱车 200 多公里终于见到了李某。他现在已是 20 多岁的大小伙子了，个头有一米七，要是不说都认不出来了。小伙子脑子灵活，思路敏捷，因为是交警，还练过几手，给我们表演了擒拿拳。

此时我已年近七旬，为头针的发展奔波了 38 年，这次随访使我进一步感受到了做一件事的艰辛和不易。

医案 15　脑挫伤伴左侧肢体偏瘫

【患者情况】

初诊时间：1985 年 9 月 7 日。

曲某，男，1岁半，山西省运城市盐湖区西城办曲头村人。

1985年9月5日，患儿在玩耍时不慎摔倒，头部受伤，被人抱起后发现左侧肢体不能动，经村卫生所治疗无效，于1985年9月7日到运城市头针研究所求诊。

患儿父亲抱着患儿迫不及待地说："本来好好的，孩子摔倒后左侧肢体就不能动了，您给他好好看看！"

患儿母亲的眼睛都哭肿了，她说："把人急死了，孩子半身不能动，还让人怎么活啊，您一定要想办法给我儿治治！"

【检查】

患儿神志清楚，语言正常，左侧鼻唇沟浅，右侧肢体能活动，而左侧肢体一点儿都不动，哭闹时左侧肢体也不动。我用手将其左侧肢体抬高，放手后立刻回落下来。

儿童瘫痪的检查与大人不同，因配合度较低，无法用主动运动的范围、力量来判断损害程度，但可在小孩自己随意运动时，根据肢体的活动范围和程度，来判断肢体有无瘫痪。

患儿在自由活动时，左侧肢体一点不动，即使哭闹也不动。将肢体抬高后放手突然回落，证明左侧肢体完全瘫痪。用现代医学评定方法检测，左侧肌力为0级。

【诊断】

脑挫伤伴左侧肢体偏瘫。

【治疗】

选右侧运动区上3/5和足运感区。

【按语】

患儿奔跑摔倒后立刻出现左侧肢体偏瘫，一般是脑挫伤所致，因为脑震荡一般不会引起偏瘫。知道了引起偏瘫的真正原因，那就好办了。

"脑挫伤引起的偏瘫能治吗？"患儿父亲问。

我说现代医学认为脑细胞没有再生能力，脑挫伤是不可逆的损害，但是不要怕，我们用头针治好过这种病。听到这里，从他们的眼神中可以看出，他们把希望完全寄托在了头针治疗上。患儿左侧完全偏瘫，肌力为0级，头针治疗可能有一定难度，但经过治疗后最终取得了良好的效果。

当时我已经完全掌握并能熟练操作快速镖刺法。这种方法不仅患儿痛苦小，而且临床疗效较好，因此我决定选用此法。头针治疗左侧肢体偏瘫，应选右侧运动区上3/5和足运感区。

局部消毒后，再三确认进针部位。左手拇食指捏住距针尖2厘米的针体部位，右手撕掉针尖的塑料套，左手腕背屈，使针尖距进针点约20厘米，调整好方向，左手腕突然屈曲使针冲进头皮，快如闪电，瞬间刺入后又捏住针柄快速向头皮推进一下。

患儿母亲用手摸了一下小孩的头，激动地说，我也见过别人扎针，但从来没有见过这种扎法。话声刚落，我已扎完了3根针，患儿哭了两声就不哭了。进针后没有捻转，仅留针1小时。

起针后，患儿在哭闹时左腿、左胳膊能微微屈曲一些。看到这些变化，也看到了希望，患儿母亲破涕为笑。

为使其快速恢复，每天治疗1次。每次治疗后患儿的症状都有改善，不仅在哭闹时左半身能活动，就是在平时左侧肢体也能自由活动，活动范围逐渐趋于正常。第 7 次治疗后患儿左侧肢体活动完全恢复了正常。

患儿父亲深情地说："孩子生病可真是愁死人了，没有想到您几次就给扎好了。这么严重的病，治疗没费事，头针真是太神奇了！我们全家都感谢您，也感谢您发明的头针！"

1990 年随访，患儿发育良好，健康活泼。2007 年 5 月 9 日，我们乘车专访，孩子母亲认出我后非常热情，她愉快地说："孩子已经 24 岁了，大学毕业后在广州工作，您不要为他操心了！"

从孩子母亲口中，我知道了情况，但 20 多年过去了，我还是想亲眼看看，严重脑挫伤引起左侧肢体完全瘫痪的孩子被头针治愈后现在究竟是什么样子。经多次电话联系，2008 年春节我们见到了身体结实、四肢灵活、头脑敏捷的小曲。

小曲对儿时的事已记忆不深，更不知道当时的情况，他笑着说："病已经治好 20 多年了，知道就行了，还问那么详细干什么？是不是个人开诊所，要做广告！"

我笑着说："那年你因脑挫伤引起左侧肢体偏瘫，现代医学认为脑挫伤是不可逆性的损害，用我发明的头针治疗了 7 次，治疗费仅花了 14 元，就把你的病治好了！我不是想开诊所做广告，只是单纯地想亲眼看看你现在的样子，进一步确认头针的远期疗效。"

说到这里，他姑姑笑了，急忙说："孩子不知道，您别见怪。当时的情况我知道，就是您说的那样，要不是头针，他还不知道是什么样子呢。"我们几个都笑了。

小曲不知道，虽然说了一些让人不快的话，但我不怪他，因为从他的言语中，我知道他思路敏捷，反应灵活，这恰恰证明了头针对脑挫伤的远期疗效是好的，这比什么都强！

医案 16　脑桥、延脑多发性梗死

【患者情况】

初诊时间：2006 年 6 月 1 日。

患者，男，61 岁，北京市人。

主诉：突发性脑梗死近 1 年。

病史：2005 年 6 月 15 日上午 10 时左右，在与他人谈话时，突然头晕眼黑，六神无主，持续 3～4 秒后恢复正常，相隔 15 分钟再次发作。11 时 45 分出现头晕，左手麻木，血压 170/110mmHg。住院前 CT 检查时病情加重，左半身活动明显障碍。当日住院后，下午 2 时出现呼吸、吞咽困难，面部无表情，眼球不能左右转动，视物成双，看不清对面人的鼻子、眼睛。再次 CT 检查示无明显异常。分析病情特征及进展后临床诊断为脑干梗死。西医予以对症处理，插胃管、中西药物治疗，3 天后病情稳定，以后逐渐好转。发病后第 9 天磁共振检查证实为脑桥、延脑多发性梗死。经过近 1 年的中西药、针刺治疗后，患者病情有所好转，但疗效缓慢。

目前主要问题有如下几方面。

1.头晕目眩，思维不清。视物难以聚焦，不能看东西；上下台阶困难；持笔写字不成行，向一侧偏斜。

2.无故发笑，不易控制。遇一般小事，即可引起大笑，难以控制。

3.站立不稳，行走困难。站立时有摇摆感。行走时腿脚不灵活，落地不准、无力，常以右腿带动左腿，左膝关节和左脚用不上劲，走一段路右腿即感觉很累。左上肢抬高吃力，抬高时左手无名指、小指呈弯曲状不能伸直。

4.嘴歪。说话时构音困难，吐字不清、不连贯，一个字一个字地往外蹦，很吃力。

5.吞咽困难。吃饭时仅在坐直时才能咽下，如果将头微低，即不能咽下食物。

6.生活不能自理。不能自己穿裤子，腿伸不直，不能自行扣衣扣、系皮带等。

【检查】

患者神志清楚，理解力正常，语言困难，咬字不清，构音困难，讲话不连贯，一个字一个字往外蹦。右侧鼻唇沟浅，嘴歪向左侧，伸舌偏左。共济运动障碍，左侧对指及指鼻试验不正常。行走困难，速度慢且步态异常，每走一步都是躯干先往右侧偏斜，然后左腿抬起向前，落地无力，落点不准。生活不能自理，不能自己穿裤子，左手持物不准，不能自己穿衣、系扣、系腰带等。

【诊断】

脑桥、延脑多发性梗死。

【治疗】

选脑干和小脑对应头皮部位的3个点，用快速镖刺法进针，间断性捻转。每次持续治疗半小时，间隔4～5日再重复治疗1次。共治疗5次，疗效显著。

2006年6月1日（初诊），进针后行针，患者左侧面部出现热流贯通感，手掌及指间有汗渗出。进针7～8分钟后，患者突然感觉眼前景物清楚，头晕顿时减轻，嘴歪变正，说话明显清楚，左腿能主动抬高迈步。

2006年6月5日（二诊），患者针感同前，针后视物清楚，左下肢灵活有力，无故发笑明显减少。

2006年6月8日（三诊），行针时患者左侧肢体仍有热流贯通感，面部似感瀑布细流，治疗后平衡感大为好转，视物清楚，行走灵活有力，吞咽明显好转。

2006年6月12日（四诊），患者针感同前，吞咽功能基本恢复正常，下肢行走有力灵活。

2006年6月16日（五诊），患者针感同前，行走自如，无头晕感，视物清楚，疗效显著。

【按语】

患者自2006年6月1日起接受治疗，发生了可喜的变化，简述如下。

1.眩晕状大大改善。原来整日眩晕的现象消失，现在只偶尔有眩晕感。

2.走路大有进步。左右平衡感明显改善，左腿脚蹬踏、迈步越来越有力。

3.吞咽功能基本正常。可以低头吃饭、喝汤，大口饮水不呛咳。

4.嘴角歪斜明显改善。除说话、紧张时嘴角稍有歪斜，平时基本正常。

5.能控制住无故发笑。能控制住感情，平时已没有无故发笑的情况。

6.生活自理。穿衣、洗澡可完全靠自己完成。

2010年4月电话随访，告知康复较好，平日还可打乒乓球进行锻炼。

国外经典医案（7 则）

医案 1 脑出血伴左侧肢体偏瘫

【患者情况】

初诊时间：2008 年 10 月 22 日。

患者 Warren，女，79 岁，美国加州人。

2008 年 10 月 22 日上午 9 时，一位粗壮的男士用轮椅推着一个满头银发的老妇人来到诊室。患者痛苦地说，8 年前自己突然昏倒，不省人事，急送医院，经 CT、磁共振检查，确诊为脑出血。抢救 3 天后神志清醒，但左侧肢体偏瘫不能动。先后治疗、康复训练长达 8 年之久，仅有微小的改善。目前左上肢不能抬高，左肘关节不能屈伸，手指也不能伸展。左腿不能站立，更不能抬起。8 年来生活不能自理，全靠别人照顾，痛苦万分。急切希望我能帮助她。

【检查】

患者舌偏向左侧，左上肢仅能抬高平耳，左手半屈状，仅拇、食指能伸展。左侧肱二头肌反射亢进，霍夫曼征阳性。双手可扶轮椅站起，待手离轮椅时又倒回轮椅上，第 2 次才又站起来。行走非常困难，左脚迈不开步，落地不准，仅能搀扶着走几步。左侧膝反射亢进，左踝关节和脚趾不能活动。

【诊断】

脑出血伴左侧肢体偏瘫。

【治疗】

在严密观察心脏的情况下，我决定为其治疗。选右侧运动区上3/5、足运感区，运用快速镖刺法，不捻转留针 1 小时。这种方法用好了，不仅患者完全没有疼痛感，而且瞬间完成，还可随时观察心脏功能。

【按语】

过去我曾用头针治疗过这类患者，有的获得了明显疗效。我想该患者可能也会有效。

我想听听患者的心跳，解开衣服后发现其胸前有很长的手术愈合瘢痕。

我问："这是什么手术留下的？"

她说："1971 年患急性心肌梗死做过心血管搭桥手术，但 7～8 年后心脏的功能就又不好了，检查发现心脏瓣膜功能不全，经药物治疗未见好转，于 1982 年又进行了心脏瓣膜移植手术。1983 年因移植的瓣膜失去功能又更换了一次，手术 4 天后因效果不理想，又重新放入瓣膜……"

听了这些话我犹豫了，一位年近 80 岁的老人，多年来心脏又患有这么严重且复杂的疾病，目前属心脑联合损害。在这种情况下我有放弃治疗的念头，因为扎头针后没有疗效是小事，就怕在治疗过程中心脏突然出现变故，就说不清了。特别是身处美国给美国人治病更要小心，一旦发生意外就是跳到大海也洗不清了。我在思考着，患者看透了我的心思。

她说："您放心治吧，没有关系。万一没有效果，我也不会怨您，我专门来找您，就是想请您用头针治疗。"

听了患者的这番话，我没办法推辞了。但是我的压力更大了，因为这次治疗不仅不能出问题，而且还要有疗效，这位患者是为把病治好才来找我的。

酒精棉球局部消毒后，患者有点紧张。我就告诉她："我给你治疗根本没有危险，你应当放松，进针时可能会有一点点痛。"

听了这些话后，患者笑着说："No problem，please！"这句话的意思是"没有问题，请吧"。

我在运动区快速刺入一根针，患者仅眼睛闭了一下，并没有其他反应。接着我又快速刺入了两根针，患者脉搏跳动均匀、节律正常，面部表情自然。没有捻针，留针10分钟后，为了分散患者的注意力，就让她抬抬左胳膊，没想到她的左胳膊一下就抬起来了。

站在她一旁的儿子激动地说："8年了，我母亲的胳膊又能抬起来了，头针真是太神奇了！"

当亲眼看到她轻松地抬起左臂时，我还是不敢相信自己的眼睛，说："你再抬抬左胳膊让我看看。"

这时患者顺利地抬起了左胳膊，患者笑了，她看着自己的左胳膊，不断地抬起又放下，反复好几次。在场的很多患者都热烈鼓掌，我也惊喜万分。

留针1小时后起针，患者自己抬左胳膊，仍然可轻松抬起，而且左肘关节也能伸直，左手伸屈情况也明显好转。让其站立行走，患者一次就站了起来，而且独自向前走了十几米。

此时此景，无人不为之感动。在场的很多人上前和她握手，祝贺她。她高兴地连连点头，并不断说着："That's great! That's great!"意思是"太棒了"。

2008年10月28日第2次治疗后，患者左踝关节、左脚趾也能上下活动了，左侧肘关节和手指伸屈更灵活了，站立行走也有进步。患者说："Much better!"意思是"好多了"。

患者家里养了几百头牛很忙，只能抽时间来治疗，此时她和我也成了朋友。她说："我们家的牛最近生了小牛，好看得很，如果您有时间可到我家做客，看牛……"我说："谢谢！"握手告别，目送其离去。

患者出了门，我才长长舒了一口气……

老天保佑，一位年近八旬的脑出血患者，左侧肢体偏瘫，在美国连续治疗8年，左胳膊抬不起来，我仅在其头上扎了3根针，10分钟后胳膊就能轻松抬起了。这不是虚构的故事，也不是编的神话，而是患者和我的亲身经历，是学生们亲眼见证的事情。

历史会变迁，时间会推移，但用头针为 Warren 治病的情景却会让我永远回忆，一幕幕就像陈年老酒，纯香甘甜。

医案2 脑出血伴走路困难、平衡障碍

【患者情况】

初诊时间：2008年11月1日。

患者，女，成人，美国加州人。

病史：2002年4月5日上午患者突然昏倒，急送医院，经CT、磁共振等检查确诊为脑出血、高血压、糖尿病。经抢救后，患者神志、上肢活动恢复正常，也能说话了。但双下肢活动障碍，站立和行

走困难。平衡障碍明显，行走时双眼看地，双上肢分开略向前保持平衡，两腿分开呈鸭步，不能走直线，也不能转圈。脚步不稳（站立时别人用一根手指头就能将其推倒），不能上下台阶。下楼时需双手扶栏杆（她在楼梯两侧安装了特殊栏杆），一只脚先下一个台阶，另一只脚再下到同一台阶，然后再下第 2 个台阶，生活非常不便。先后行针灸、按摩等治疗和康复训练 6 年，一直没有明显改善。

【检查】

6 年前患脑出血，现在下肢仍活动困难，平衡障碍。

【诊断】

脑出血伴走路困难、平衡障碍。

【治疗】

头针治疗，选运动区上 2/5、足运感区、平衡区，运用快速镖刺法，留针 1 小时。

【按语】

2008 年 10—11 月我在美国加州中医药大学给英文博士班授课，加州中医药工会得知消息后，特邀请我于 11 月 1 日给他们讲头针。在旧金山市繁华地段的酒店，上午讲授理论知识，下午讲临床操作示范时遇到了该患者。

该患者 6 年前患脑出血，现在仍下肢活动困难，平衡障碍。头针治疗应选运动区上 2/5、足运感区、平衡区，运用快速镖刺法，留针 1 小时观察疗效。

患者翘首期盼，大家拭目以待，对于我来说成败在此一举，会场一片宁静……

局部消毒后，在不到两分钟的时间我边讲边扎，一口气扎了 6 根针。这时全场响起了热烈的掌声，异口同声地喊着："好！太好了！太快了，扎的针就像飞针一样。Nice！ That's great! Very difference……"

还有人激动地说："我只听说过头针，还没有亲眼见过，根本没有想到会是这种扎法，要是没有亲眼看见，谁说我都不会相信……"

患者更能感受到头针与其他扎法的不同，激动地说："焦教授的针法和其他人不同，进针的时候根本没有疼痛感。"

进针 10 分钟后，我让患者站起来看看有没有变化，她立刻就轻松地站了起来。我说："试试走一走！"

她抬起头，两眼平视，迈腿走路，脚步灵活，落地有声，双臂摆动，协调地向前走着。此时全场又响起了掌声，热烈而长时间不停。说什么的都有，有人说："原来估计会有点效果，没有想到马上就会有这么好的效果，真是不可思议！"

留针 1 小时后起针，患者症状又有所改善，不仅能走直线，还快速地转了两圈。

患者和听课的医师们都激动不已，大家都沉浸在欢呼和喜悦之中。1 周后，也就是 2008 年 11 月 8 日，患者又来到我的诊室，要求再给她治疗一次。治疗后患者又有进步，回家后不扶栏杆也能下楼梯了，而且是一步下一个台阶。

2008 年 11 月 9 日，我给加州中医药大学英文博士班授课，患者得知后要求继续治疗。下午临床带教，她又是第一个来的。在讲台给学生讲了前两次治疗的情况后，我给患者快速刺入 6 根针，同学们目睹了针刺技术，又响起掌声。留针 10 分钟后，让其活动看看有没有变化。这次她不仅活动肢体看变化，而且还站立、走直线、转圈进行表演。她行走自如，转圈轻快，不断重复着，学生们用多台录像机和照相机同时录着、拍着，快门声"咔咔"响着，灯光不停地闪着，不同角度录像机的灯光都聚焦在患者身上，机器转动着，大家呼喊着……

医案 3　重型颅脑损伤伴记忆力丧失

【患者情况】

初诊时间：2008 年 12 月。

患者，男，74 岁，住美国加州。

病史：患者于 1996 年夏天因交通事故造成严重颅脑损伤，当即昏迷，急送医院抢救。7 天后患者清醒，但对往事完全没有记忆，现在经历的事情也记不住。出门找不到回家的路，开车找不到目的地，打电话不知道打给谁，更不记住电话号码，终日不知所措，苦苦熬了 12 年，一直没有好转的迹象。

【检查】

2008 年 12 月初患者在朋友的帮助下找到我，此时的他仍不知道自己的住址、电话号码等，他东张西望，对自己的病漠不关心。确诊为脑挫伤引起的记忆力丧失和情感障碍。

【诊断】

重型颅脑损伤伴记忆力丧失。

【治疗】

患者情感障碍明显，选双侧精神情感区，再配合双侧足运感区，采用快速镖刺法，连续针刺。

【按语】

记忆是人的重要经历和往事在大脑内的储存，如果一个人突然失去记忆，是一件非常痛苦的事。因为他不仅失去了经验和知识，还失去了亲情和爱情。

现代医学认为脑的器质性损坏是不可逆的。头针对很多脑病都有较好的疗效，但脑挫伤后引起的失忆症我还是第一次遇到，没治过也没有经验，疗效如何只有治疗后才能知道。

遇到的第一个难题是头针治疗选区，因为头针虽然已经问世38年，但还是第一次遇到脑挫伤引起的失忆症，没有现成的经验可以借鉴，只能根据病情选择刺激区。患者情感障碍明显，选双侧精神情感区，再配合双侧足运感区，可能对失忆症有效。

第二个难题就是针刺的方法。刺法与疗效关系密切，快速镖刺法是我经过30年苦练能完全掌握的特殊刺法，不仅患者疼痛感小，且疗效相对较好，于是我毅然决然地采用了快速镖刺法，连续扎了4根针。

进针时患者仅感觉有微痛，他说："Only little pain." 意思是"只有一点点痛"。针刺完后患者即感到"脑子豁然开窍，眼前一亮，就像刚打开的电脑，快速运转，思绪万千……"他感到不可思议，惊奇地描述着……

第2次来诊时，他太太激动地说："上次治疗后我先生像是完全变了一个人，他不仅开始关心周围的事情，而且反应也灵活了。"

第3次治疗后，他能回忆起很多往事，不仅记得他哥哥、太太的名字，而且还记得自家的电话号码。

第4次来诊时，他们惊喜地告诉我病情好转的情况。

第5次治疗后，患者不仅记忆力明显恢复，能回忆起过去的很多事情，而且复杂的思维也恢复了。

他以前是牙科教授，当时在我诊室他对一位女士说："你头痛吗？"

那位女士奇怪地问："你怎么知道我头痛？我确实头痛，说说你是怎么知道的。"

他说："一个人长期头痛，会引起面部和颈部肌肉紧张，我从你面部肌肉的紧张程度就能判断出你患有头痛。"

病情好转后他非常激动，也很兴奋，买了几本英文版的头针书送给好朋友，还给大学朋友打电话，联络我去讲学的事宜。

患者先后治疗 11 次，暂时停止治疗，观察远期疗效。

2009 年 4 月患者再次复查治疗，以巩固疗效。他说："现在我的脑子好了，要干回我的老本行了。"

他太太也喜上眉梢，情不自禁地说："焦教授，你让我先生恢复了昔日的风采！"还竖起两个大拇指说："You are NO.1, amazing absolutely!"这句英文的意思是"你是最好的大夫，太棒了"。

医案 4　重型颅脑损伤后遗四肢瘫痪、语言障碍

【患者情况】

初诊时间：2009 年 5 月 11 日。

患者 Gloria cheng，女，26 岁，定居于加拿大温哥华。

患者于 4 年前因车祸受伤，当即昏迷。经当地医院抢救，2 个多月后才清醒过来。但因颅脑损伤广泛而严重，造成四肢瘫痪，不仅不能站立走路，就连翻身都不行，除此之外还不能说话。采用按摩、推拿、中药、针灸等多种方法治疗 4 年，收效甚微。于 2009 年 5 月 11日从温哥华专程到美国加州求诊于我。

【检查】

患者面部表情怪异，笑和哭分不清，言语不清，四肢、腰背屈曲，不能伸直，不能端坐、翻身。右上肢情况稍好，但抬高仅能平前额发际，右手指呈半屈曲状，不能屈伸。左上肢仅能抬高平下颌。站立困难，需人搀扶，腰伸不直，头抬不起，左膝关节弯曲不能伸直，仅脚尖着地。

【诊断】

重型颅脑损伤后遗四肢瘫痪、语言障碍。

【治疗】

头针治疗选双侧运动区、足运感区，采用快速镖刺法，方案确定后于 2009 年 5 月 12 日开始治疗。

【按语】

患者不远万里，特意从温哥华来美国治疗。病情如此严重，虽然我并没有把握，也可以婉言拒之，但我在两难之中还是选择了接手治疗。要治，就要治出效果，但谈何容易。

治疗时患者母亲密切关注着，我告诉患者放松，不要紧张。局部消毒后，左手持针，手腕背屈，使针尖距进针点约 20 厘米，然后手腕突然屈曲，使针像镖一样快速刺入头皮，连续扎了 6 根针。

进完针后，患者马上伸出大拇指说："扎得好，仅感到有一点点痛，谢谢！"

患者母亲说："真快！不一样，就是不一样，从来没有见过这种针法。"

进针后没有捻转，仅留针 1 小时观察疗效。

起针后患者不仅右上肢抬起轻快，而且手腕已可平头顶，左上肢抬高平眼眉。站立有进步，已能贴墙自己站立。说话咬字也清楚一些。她们母女非常高兴，我也很激动。因为她们看到了希望，我也更加坚定了将其治愈的信心。

当天，患者母亲心情格外愉快，中午特意炒了两个菜，同女儿好好吃了一顿，表示庆贺。女儿兴奋得睡不着觉，抬抬右胳膊，伸伸右腿，她说确实和以前不一样了。

患者母亲自言自语地说："奇怪，同样是扎针，差别怎么这么大。过去在温哥华有的中国医生最多给她扎过 30 多根针，不仅在胳膊上、腿上扎，也在头上扎，一直没有进步。焦教授仅在头上扎了 6 根针，仅治疗 1 次就有这么大的进步，真是不可思议！"

又说："温哥华的医生用的针都是特制的套管针，扎针时将针尖放在穴位上，用手指尖敲一下针柄，使针尖进入皮肤，然后取掉套管，再捻转进针。而焦教授用的就是普通针，用镖刺的方法，飞快地将针刺入头皮，而且进针很长。难道疗效与不同针刺方法有关吗？以后会怎么样？"

我们都在期待着，希望还会有奇迹出现。

第二天上午再次进行治疗，起针后患者右上肢抬得更高了，不仅前臂能基本伸直，手指也能伸展 140°。第 5 次治疗后患者面部表情有很大改变，不仅怪异状表情消失，而且还露出了笑容。上肢抬高时更轻松了，坐在椅子上双脚后跟已能着地。

2009 年 5 月 19 日第 9 次治疗后，患者面部表情已恢复正常。右上肢抬高时腕关节已超过头顶 10 厘米，手指基本伸直，右上肢可外展 130°。左上肢抬高平头顶，前臂外展正常。并能用右手刷牙、梳头等，说话明显好转。

2009 年 5 月 22 日第 11 次治疗后，患者只需一人搀扶即可站立，而且能迈步行走。说话不仅声音大，而且咬字清楚，能说："Thank you! See you tomorrow! Welcome……"

2009 年 5 月 23 日第 12 次治疗后，休息静养。

2009 年 10 月 29 日开始第 2 个疗程的治疗，仍然是每日 1 次。在治疗到第 8 次时奇迹又出现了，患者早晨坐在床边，竟然自己一个人站了起来。她翘起大拇指说："NO.1！"意思是"最好的大夫"。

患者母亲更加激动，她说："我做梦都没有想到，我女儿这辈子还能站起来，头针真是太神奇了！"于是马上给温哥华的亲朋好友打电话告诉他们这个好消息。患者站立的瞬间我正好在场，而且录像机也开着，抢录了那组镜头，遗憾的是在那个激动人心的瞬间，没有留下照片，幸好还有录像资料可以佐证。

第 10 次治疗后，患者腿部肌肉的肌力增强了，能持续站立 27 秒，而且坐在椅子上能把右腿抬起搭到左腿上，也能把左腿抬起搭到右腿上，说话也好多了。

医案 5　脑出血伴表述性失语、书写困难

【患者情况】

初诊时间：2009 年 11 月 21 日。

患者 Chuck，男，65 岁，居住于美国加州。

2009 年 11 月 6 日上午 11 时，患者在打高尔夫球时突然出现右侧肢体活动障碍，不能说话，急送附近医院。CT 检查为脑梗死，急救后右侧肢体基本恢复正常，但仍不会讲话，特别是不能明白表述自己的意思。当地针灸医师治疗数次后症状未有缓解，患者和家属非常着急，经多处打听，于 2009 年 11 月 21 日求诊于我。

【检查】

患者神志清楚，理解力正常，四肢活动正常，但语言障碍。问其姓名、年龄和电话号码时，语速较慢，说话不灵活，咬字不清。问："What's wrong with you？（你有什么问题吗？）"表现为语言障碍，且乱说，内容不准，表述不清。让其写自己的情况时，书写困难，不仅字写错，而且内容表述欠妥。

【诊断】

脑出血伴表述性失语、书写困难。

【治疗】

头针治疗选顶下小叶对应的头皮部位。

【按语】

该患者出现的语言障碍很特殊，以表述性困难为主，伴有书写困难。

关于语言障碍在中医学中早有描述，如语言不能、语言障碍、语言阻塞、语言不利等。中医学对语言损害的描述突出表现了语言损害的程度，现代医学对语言障碍的描述，不仅有程度的论述，如完全性失语、不完全性失语，还对语言障碍的性质进行了分类，如运动性失语、感觉性失语、命名性失语，混合性失语等。上述病例不能完全归属于哪一种。因为运动性失语，理解力正常，能听懂别人的话，但不能用语言准确清晰地表述。感觉性失语，听不懂别人的话，无法表述。命名性失语，说不出物体的名称。混合性失语，是多种功能障碍引起的语言障碍。

　　该患者以表述困难为主，特命名为表述性失语，同时伴有书写障碍，也可称其为失写症。故该患者以表述性失语和失写症为主，其病理损害主要在左侧顶下小叶，应针刺顶下小叶对应的头皮部位。如果针刺部位选取不准确，疗效就会不理想。

　　2009 年 11 月 21 日（初诊），患者因说自己的姓名、年龄和电话号码时，速度慢、不灵活，有些字说不清，诊断为轻度运动性失语。针刺左侧语言一区治疗，治疗后语言进步不太显著。

　　2009 年 11 月 24 日（二诊），再次检查发现其对复杂内容语言表述欠妥。首次问话录像资料证明，该患者主要是表述障碍。取左侧顶下小叶区扎了 3 针，进针后未捻转，留针 30 分钟观察疗效，患者语言表述基本正确，讲话也灵活些。留针 50 分钟后观察效果，患者讲话流畅、声音大，而且内容表述正确。

　　2009 年 12 月 1 日（三诊），患者虽因感冒说话声音偏低，但咬字清楚，语言较流畅，表述正确。头针治疗刺激区同二诊，进针 40 分钟后观察，患者书写困难，不仅字写不对，而且书写内容零乱，患者自诉写字很困难。

　　2009 年 12 月 3 日、5 日、8 日分别治疗 3 次后，患者书写功能恢复正常，能正确书写自己的姓名、地址等。此后又继续针刺治疗 4 次，以巩固疗效。

医案 6　中风伴双侧椎动脉堵塞

【患者情况】

初诊时间：2009 年 12 月 19 日。

患者 Marghoob，男，居住于美国加州。

2009 年 12 月 19 日上午 10 时，一人用轮椅推着患者来到诊室，跟随的女士用英语快速诉说："我先生中风已经 1 个多月了，医院检查供应脑部的 4 根大血管有 70% 堵塞，双侧椎动脉堵得更严重。现在他右半身活动障碍，说话不清，连水都咽不下去……因血管堵塞的部位重要，病情复杂，无法放支架治疗，我希望您能帮助他！"从她的话语和眼神中我能感受到她的无奈和期待。

【检查】

患者构音困难，讲话听不清，吞咽障碍，咽水发呛，咳嗽，十分痛苦。让其站立，第一次还没站稳就倒在轮椅上了，第二次才勉强站了起来。让其行走，右腿迈步困难、无力，步态不稳，行走缓慢。右手活动障碍，持笔不稳，30 秒才能解开一个衣扣，写的字也歪歪扭扭，笔画弯曲不流畅。

【诊断】

中风伴双侧椎动脉 80% 堵塞。

【治疗】

根据患者病情，我决定选取双侧平衡区治疗，采用快速镖刺法，留针 1 小时，每周治疗 2~3 次。

【按语】

如此严重而复杂的脑血管疾病，现代医学治疗起来都非常棘手，更何况是头针！

复阅磁共振结果后，我认真思考着。此刻患者的爱人着急地说："焦教授您一定要想办法给他治，万一没有效我们也不会怪您的。"看着患者家属乞求的目光，我别无选择，只能考虑用头针治疗。

我说："我不敢保证，但是我会尽力，如果你愿意我就为他尝试治疗。"

患者爱人立即说："行！请吧。"

双侧椎动脉经椎动脉孔进入颅内，在脑干腹侧合并成基底动脉，首先供应脑干，患者的临床体征表明其主要是延脑损害。根据大脑皮层功能定位对应头皮选区原则，应选取枕外粗隆以下区域。根据患者病情，决定在双侧平衡区治疗，采用快速镖刺法，留针 1 小时，每周治疗 2～3 次。

患者坐在椅子上，后枕部常规消毒后，采用快速镖刺法，在不到半分钟的时间刺完了 5 根针。

患者表情自然，没有痛苦反应，其爱人惊奇地说："太快了！非常好。"

2009 年 12 月 22 日早晨再次治疗（针后第 3 天），分别在进针后 5 分钟、10 分钟、30 分钟及起针后，观察患者的症状、体征变化，结果是进针 5 分钟后症状、体征开始缓解，30 分钟后继续缓解，留针 1 小时。患者在保持原有症状体征缓解的基础上又略有进步，说话、写字、站立、走路均有所好转。当即用同样的刺法又治疗 1 次。

2009 年 12 月 29 日（针后第 7 天），患者不仅双上肢能抬高，右手解衣扣、写字也恢复了正常，而且能自己轻松地站立起来，行走步态正常，行走速度也有所提高。患者说话也清楚多了，他说："I feel better!"意思是"我感觉好多了"。这句话已能听清楚了。

于 2009 年 12 月 29 日、2010 年 1 月 5 日、2010 年 1 月 7 日分别进行治疗后，患者站立、走路和右手活动及说话基本恢复或明显好转，仍有喝水发呛、咳嗽。

患者爱人激动地说："我先生的病好多了，非常感谢您。"

2009年12月19日到2010年2月13日，53天内共进行头针治疗16次，患者症状和体征好转程度达80%～90%，右侧肢体肌力恢复，站立行走如常人。右手能灵活解衣扣、写字，不仅能写英文，还能用标准的巴基斯坦文记录谈话内容。说话清楚，吞咽功能好转，喝水已能咽下，而且不发呛。更有意思的是，原来的无故发笑也消失了。

患者儿子激动地说："我爸患病后用过很多方法治疗，只有头针有效。我们全家都感受到了头针的神奇！非常感谢您！"

2010年2月17日是中国传统的春节，我要回中国过年，患者也要回巴基斯坦休假。我们彼此握手，拥抱告别，并相约来年再见。

医案7　急性基底节损害伴基底节出血

【患者情况】

初诊时间：2010年1月9日。

患者黄某，男，81岁，居住于美国加州。

2009年9月17日早晨，患者还未起床，家属发现黄某出现右侧肢体偏瘫，不会讲话，但神志清楚，急送医院。CT检查发现左侧基底节出血，约60毫升，因出血部位太深，不宜手术治疗，采用综合治疗后病情有所好转。但患者仍然说话不清，右侧肢体活动障碍，生活不能自理，于2010年1月9日来我处就诊。

【检查】

患者神志清醒，理解力正常，语言障碍，不能说出自己的姓名和年龄，更说不清自己得了什么病，突出表现为表述困难。

患者右侧肢体活动障碍，其特点是各关节都能在正常范围活动，但肌力比较差，复杂、精细、协调动作均有明显障碍。如右上肢各关节活动均在正常范围，但肌力弱，在持续抬高时右上肢低于左上肢；右手解衣扣不灵活，连续解第 2 个扣子时因肌力弱不能解开；写字时右手持笔不灵活，笔画不直，安排不当，字体明显变形；对指、指鼻试验不灵活、不准确、活动范围小，时有轻微摇摆；伴齿轮样肌张力增高，伸屈右肘关节时有 2～3 次抵抗感。但肱二头肌、肱三头肌腱反射正常，右侧霍夫曼征阴性；坐卧时右下肢各关节活动功能在正常范围，但是自己站不起来，更不能独立行走。

【诊断】

急性基底节损害伴基底节出血。

【治疗】

首次头针治疗后，患者多项体征均有改进，如能说清自己的姓名和年龄，右手肌力增强，可做复杂、精细动作，右下肢活动功能也有改善，不仅能自己站立起来，而且一人搀扶可迈步行走。

【按语】

该患者为左侧脑基底节出血 4 个月，临床主要表现为语言表述困难，右侧肢体连续、复杂、精细、协调运动功能障碍。头针首次治疗后上述症状缓解，短期治疗后效果明显。

34 天内共治疗 14 次，患者语言和右侧肢体活动功能障碍明显改善，能准确说出自己的名字、年龄，只是在描述复杂事情时仍表述不清。

双眼闭合肌力相等，单眼闭合时右侧肌力相对较差。

右手解扣衣扣比正常人慢。

右手持笔写字基本正常。

右手指鼻试验有进步，可指到鼻尖，但动作不规范。

对指试验，右上肢活动幅度比前明显增大，双食指能对住，但右上肢活动范围仍较小，右手指比左手指欠灵活。

能自己站立，但时间不能维持太长。

能独步行走，但仍比较困难。其特点是，行走时右腿抬起困难，脚离地面距离小，迈步困难，右脚有时仅能向前迈几厘米。右脚落地不准，有时向右侧偏斜或倾倒。左腿向前迈出困难，姿势不正确。

行走时头微低，两眼需看地以协调平衡，双上肢不能有节律地前后摆动。

参考文献

[1] 焦顺发.焦顺发头针.北京:人民卫生出版社,2009.

[2] 焦顺发.针道:读中医经典随笔.北京:中国中医药出版社,
2015.

[3] 焦顺发.针道:针刺治病解析.北京:中国中医药出版社,2018.

[4] 焦顺发.针道:敏点微创医学探源.北京:中国中医药出版社,
2019.

[5] 王洪图.黄帝内经灵枢白话解.北京:人民卫生出版社,2005.

[6] 林慧光.中医九大经典.北京:中国中医药出版社,2012.

中国科技版中医畅销书

书　名	作　者	定　价
杏林碎金录：30 年皮外科秘典真传	徐　书	￥29.50
医海存真：医海之水源于泉	许太海	￥29.50
医门微言：凤翅堂中医稿（第一辑）	樊正阳	￥29.50
医门微言：凤翅堂中医稿（第二辑）	樊正阳	￥29.50
医门凿眼：心法真传与治验录	樊正阳	￥29.50
医门锁钥：《伤寒论》方证探要	樊正阳	￥29.50
中医传薪录：华夏中医拾珍（第一辑）	王家祥	￥29.50
中医传薪录：华夏中医拾珍（第二辑）	樊正阳	￥29.50
中医传薪录：华夏中医拾珍（第三辑）	孙洪彪	￥29.50
中医传薪录：华夏中医拾珍（第四辑）	孙洪彪	￥29.50
医道求真·壹：临床医案笔记	吴南京	￥29.50
医道求真·贰：临床心得笔记	吴南京	￥29.50
医道求真·叁：用药心得笔记	吴南京	￥29.50
医道求真·肆：中医学习笔记	吴南京	￥29.50
医道存真·壹：抗癌心得笔记	吴南京	￥29.50
医道存真·贰：孕产育儿笔记	吴南京	￥29.50
医道存真·叁：中医传承笔记	吴南京	￥29.50
医道存真·肆：理法方药笔记	吴南京	￥29.50
中医秘传疼痛灵验妙方大全	王惟恒	￥49.50
疑难病秘验精方大全	王惟恒	￥49.50
古本易筋经十二势导引法	严蔚冰等	￥36.00
治癌实录	吴　锦	￥28.00
治癌实录 2	吴　锦	￥28.00
病因赋白话讲记	曾培杰等	￥29.80
岭南药王	曾培杰等	￥18.00
伤精病象因	曾培杰等	￥22.00
四君子	曾培杰等	￥22.00
杏林访师记	曾培杰等	￥22.00
针客	曾培杰等	￥22.00

书 名	作 者	定 价
芍药先生	曾培杰等	￥28.00
拍案叫绝	曾培杰等	￥25.00
悬壶杂记	唐伟华	￥35.00
振腹推拿	付国兵等	￥65.00
肿瘤中医临证精析	赵献龙等	￥29.50
吴中朝师承随诊记	王 兵等	￥29.50
皮肤病中药临床药理手册	陈明岭等	￥128.00
腧穴定位速查	吴中朝等	￥29.80
常见病特效穴位速查	郭长青等	￥19.80
针灸组合穴速查	郭长青等	￥19.80
人体反射区速查	郭长青等	￥25.00
800 种中药速查	谢 宇	￥35.00
《黄帝内经》自学百日通	张湖德等	￥48.50
中医自学百日通	张湖德	￥99.00
杨甲三针灸取穴速查	郭长青等	￥29.80
百治百验效方集	卢祥之	￥29.50
陈国权八法验案：经方临证要旨	陈国权	￥35.00
中医点穴按摩九大绝技	杨树文	￥88.00
中老中医教你卵巢保养	杨树文	￥25.00
《醉花窗医案》白话讲记	孙洪彪等	￥28.00
临证传奇·贰：留香阁医案集	王幸福	￥35.00
临证传奇·叁：留香阁医话集	王幸福	￥35.00
医门微言：凤翅堂中医讲稿（第三辑）	樊正阳	￥35.00
医道宗源（一）：中医精准诊疗的计算与谋势	吴作智	￥35.00
医道宗源（二）：走近仲景"脏腑用药式"	吴作智	￥35.00
印会河理法方药带教录	徐 远	￥35.00
印会河脏腑辨证带教录	徐 远	￥35.00
不孕症中医特效疗法	张 娟等	￥39.50
子宫附件疾病中医特效疗法	王 晶等	￥39.50
头痛中医特效疗法	金 瑛	￥39.50
鼻炎中医特效疗法	金 瑛	￥39.50